Jonathan Denker
Olivia Sánchez Ruiz

Trastornos bipolares

bup

Jonathan Denker
Olivia Sánchez Ruiz

Trastornos bipolares

ISBN: 978-3-69035-726-5

Número de pedido: 2021.1
También como libro electrónico
(978-3-69035-731-9)

Diseño de portada: Kerstin Laube
Producción: Johanna Kerschensteiner

Bremen University Press, 2025.
Fahrenheitstr. 11
28359 Bremen
bup@bremenuniversitypress.com
www.bremenuniversitypress.com

El manuscrito no puede ser utilizado ni total ni parcialmente sin el consentimiento previo por escrito del editor.

Este libro se ha impreso en papel ecológico procedente de explotaciones forestales sostenibles con el fin de conservar los recursos y minimizar el impacto ambiental. Al utilizar materiales reciclados y papel con certificación FSC, contribuimos a proteger los bosques y a reducir nuestra huella ecológica.

Jonathan Denker
Olivia Sánchez Ruiz

Trastornos bipolares

Visión general

OBSERVACIÓN PRELIMINAR	12
INTRODUCCIÓN	14
CAPÍTULO 1: FUNDAMENTOS Y APARICIÓN DE LOS TRASTORNOS BIPOLARES	17
CAPÍTULO 2: FORMAS DE TRASTORNOS BIPOLARES Y DIAGNÓSTICO DIFERENCIAL	35
CAPÍTULO 3: CAUSAS Y FACTORES DE RIESGO	76
CAPÍTULO 4: RECONOCIMIENTO Y DIAGNÓSTICO	97
CAPÍTULO 5: EVOLUCIÓN HISTÓRICA DE LA ENFERMEDAD, FASES Y PRONÓSTICO	111
CAPÍTULO 6: MÉTODOS CLÁSICOS DE TRATAMIENTO	127
CAPÍTULO 7: NUEVOS AVANCES EN EL TRATAMIENTO DE LA DEPRESIÓN	147
CAPÍTULO 8 CURACIÓN, ESTABILIZACIÓN Y PREVENCIÓN DE RECAÍDAS	165
CAPÍTULO 9: VIVIR CON TRASTORNO BIPOLAR: PERSPECTIVAS PERSONALES Y SOCIALES	176
CAPÍTULO 10: PREVENCIÓN Y DETECCIÓN PRECOZ	182
CAPÍTULO 11: PERSPECTIVAS SOBRE EL TRATAMIENTO DE LA DEPRESIÓN	198

CAPÍTULO 12: INVESTIGACIÓN Y RETOS METODOLÓGICOS 205

13 CONCLUSIÓN Y OBSERVACIONES FINALES 218

Índice

OBSERVACIÓN PRELIMINAR		12
INTRODUCCIÓN		14
CAPÍTULO 1: FUNDAMENTOS Y APARICIÓN DE LOS TRASTORNOS BIPOLARES		17
1.1	Conocimientos básicos del trastorno bipolar	17
1.2	Clasificación según la CIE y el DSM	20
1.3	Diferenciación de otros trastornos afectivos	21
1.3.1	Diferenciación de la depresión unipolar	21
1.3.2	Diferenciación de la distimia	24
1.3.3	Diferenciación del trastorno esquizoafectivo	27
1.4	Carácter cíclico y evolución de la enfermedad	28
1.5	Epidemiología e importancia social	30
1.6	Bibliografía (Capítulo 1)	32
CAPÍTULO 2: FORMAS DE TRASTORNOS BIPOLARES Y DIAGNÓSTICO DIFERENCIAL		35
2.1	Trastorno bipolar I: clínica, evolución y particularidades	35
2.2	Trastorno bipolar II: características, dificultades diagnósticas e importancia clínica	38
2.3	Presentación tabular	42
2.4	Ciclotimia - manifestación subsindrómica en el espectro bipolar	43
2.5	Resumen tabular	47
2.6	Ciclado rápido: características, retos y relevancia clínica	48

2.7	Estados mixtos y cursos atípicos: manifestaciones complejas en el espectro bipolar	52
2.8	Diferenciación entre depresión bipolar y unipolar: un punto de diagnóstico clave con implicaciones terapéuticas	56
2.9	Resumen tabular	59
2.10	Diagnóstico diferencial de los trastornos bipolares: solapamientos clínicos y claridad diagnóstica	61
2.11	Resumen tabular	65
2.12	Comorbilidades y su relevancia diagnóstica	68
2.13	Resumen tabular	71
2.9	Bibliografía (Capítulo 2)	73

CAPÍTULO 3: CAUSAS Y FACTORES DE RIESGO — **76**

3.1	Predisposición genética y bases genéticas moleculares de los trastornos bipolares	76
3.2	Resumen tabular	79
3.3	Fundamentos neurobiológicos del trastorno bipolar: estructuras, neurotransmisores y dinámica funcional	81
3.4	Enfoques explicativos psicodinámicos y teóricos del aprendizaje	85
3.5	Factores medioambientales y de estilo de vida	89
3.6	Traumatismos en la primera infancia y experiencias vinculares	90
3.7	Estrés, falta de sueño y acontecimientos vitales como desencadenantes	92
3.8	Bibliografía (Capítulo 3)	94

CAPÍTULO 4: RECONOCIMIENTO Y DIAGNÓSTICO — **97**

4.1	Primeros signos y síntomas de alerta	97

4.2	Entrevistas clínicas y debates sobre anamnesis	98
4.3	Evaluación externa por familiares y especialistas	100
4.4	Pruebas y escalas psicométricas	101
4.5	Procedimientos neurofisiológicos y de imagen	104
4.6	Retos diagnósticos para enfermedades primarias y subtipos	107
4.7	Bibliografía (Capítulo 4)	108

CAPÍTULO 5: EVOLUCIÓN HISTÓRICA DE LA ENFERMEDAD, FASES Y PRONÓSTICO — **111**

5.1	Fase prodrómica y manifestación inicial	111
5.2	Episodios depresivos y maníacos agudos	112
5.3	Fases intermedias y periodos de remisión	114
5.4	Cronicidad y deficiencias funcionales	115
5.5	Evolución a largo plazo y consecuencias psicosociales	118
5.6	Tasas de recaída y pronóstico de recidiva	121
5.7	Bibliografía (Capítulo 5)	125

CAPÍTULO 6: MÉTODOS CLÁSICOS DE TRATAMIENTO — **127**

6.1	Farmacoterapia con estabilizadores del estado de ánimo	127
6.2	Los antidepresivos y sus riesgos	131
6.3	La psicoterapia como tratamiento complementario	134
6.4	Otros procedimientos somáticos	138
6.5	Psicoeducación	142
6.6	Papel de los familiares y las redes de apoyo	143
6.7	Bibliografía (Capítulo 6)	145

CAPÍTULO 7: NUEVOS AVANCES EN EL TRATAMIENTO DE LA DEPRESIÓN — **147**

7.1	Nuevas sustancias y estrategias farmacológicas	147
7.2	Enfoques psicoterapéuticos individualizados	152
7.3	Innovaciones digitales y tecnológicas	156
7.4	Conceptos preventivos y orientados a la resiliencia	161
7.5	Bibliografía (Capítulo 7)	162

CAPÍTULO 8 CURACIÓN, ESTABILIZACIÓN Y PREVENCIÓN DE RECAÍDAS — **165**

8.1	La curación como concepto en psiquiatría afectiva	165
8.2	Estabilización en el curso interepisódico	169
8.3	Prevención de recaídas como estrategia a largo plazo	172
8.4	Bibliografía (Capítulo 8)	174

CAPÍTULO 9: VIVIR CON TRASTORNO BIPOLAR: PERSPECTIVAS PERSONALES Y SOCIALES — **176**

9.1	Experiencia subjetiva y desarrollo de la identidad	176
9.2	Estigma y percepción social	177
9.3	Relaciones sociales y sistemas de apoyo	178
9.4	Creatividad, expresión y búsqueda de sentido	178
9.5	Participación e inclusión	179
9.6	Bibliografía (Capítulo 9)	180

CAPÍTULO 10: PREVENCIÓN Y DETECCIÓN PRECOZ — **182**

10.1	Prevención primaria y factores de riesgo	182
10.2	Prevención secundaria e intervención precoz	186
10.3	Prevención terciaria y evitación de la cronificación	190
10.4	Investigación sobre prevención y responsabilidad social	194
10.5	Bibliografía (Capítulo 10)	195

CAPÍTULO 11: PERSPECTIVAS SOBRE EL TRATAMIENTO DE LA DEPRESIÓN — **198**

11.1 Integración de marcadores biológicos en el diagnóstico y la planificación terapéutica — 198

11.2 Reforzar los conceptos de asistencia participativa y orientada a la recuperación — 199

11.3 Ética, protección de datos y responsabilidad social en la psiquiatría digitalizada — 200

11.4 Desigualdad mundial y retos de la oferta internacional — 201

11.5 Bibliografía (Capítulo 11) — 202

CAPÍTULO 12: INVESTIGACIÓN Y RETOS METODOLÓGICOS — **205**

12.1 Heterogeneidad de los síntomas y diagnósticos — 205

12.2 Limitaciones metodológicas de los estudios clínicos — 209

12.3 Retos de la investigación en neurociencia y biomarcadores — 209

12.4 Traducción y aplicación de terapias innovadoras — 214

12.5 Responsabilidad ética y cultura de investigación participativa — 214

12.6 Bibliografía (Capítulo 12) — 215

13   CONCLUSIÓN Y OBSERVACIONES FINALES — **218**

Notas

- Este libro tiene una estructura modular, de modo que cada capítulo puede leerse de forma independiente sin tener que remitirse necesariamente a otros.
- Las listas de bibliografía utilizada y complementaria se han adjuntado a los respectivos capítulos para facilitar su lectura.
- Estado de tramitación: marzo de 2025

El editor

Observación preliminar

Este libro se basa en la convicción de que una comprensión diferenciada de la enfermedad mental es clave para lograr más humanidad, eficacia y profundidad en el trato con los afectados: en el tratamiento, en la investigación, pero también en las relaciones interpersonales cotidianas. El trastorno bipolar, especialmente sus manifestaciones depresivas, es una de esas enfermedades que a menudo se malinterpreta, subestima o estereotipa. Supone un reto no sólo para los conocimientos clínicos, sino también para la conciencia ética y social de todos los que se ocupan de ella.

Estos capítulos son el resultado de un cuidadoso análisis de la literatura científica, la experiencia clínica y la realidad social. Pretenden ayudar a comprender la complejidad del trastorno: tanto sus bases biológicas como sus expresiones psicológicas, tanto sus efectos sociales como sus posibilidades terapéuticas. Para nosotros era importante no sólo mirar el tema a través de la lente de la patología, sino también abrir espacios para la esperanza, el desarrollo y la búsqueda de sentido individual.

Este libro se dirige a los lectores que deseen profundizar en los trastornos bipolares, ya sea en el marco de su actividad profesional, de su interés científico o porque les afectan personalmente. Pretende informar, ilustrar, orientar y también irritar allí donde las verdades sencillas no bastan. Pero, sobre todo, pretende fomentar la curiosidad empática: el tipo de actitud que no explica prematuramente, sino que mira con atención, que no juzga, sino que quiere comprender, que no concluye, sino que entra en relación.

Nos gustaría dar las gracias a todos los que han contribuido a la creación de este libro con sus preguntas, sus experiencias o sus comentarios críticos. Me gustaría dar las gracias especialmente a las personas que conviven con el trastorno bipolar, por su franqueza, paciencia y valentía. Sin ellos, un libro como éste no habría sido posible.

París, febrero de 2025

Introducción

El trastorno bipolar es uno de los trastornos afectivos más graves de la psiquiatría moderna. Se caracteriza por una interacción recurrente de subidas maníacas o hipomaníacas y bajadas depresivas, que tienen un profundo impacto en la vida emocional, cognitiva y social de la persona afectada. La experiencia psicológica no se limita a fluctuar entre el buen y el mal humor, sino que está sujeta a un cambio a veces drástico que puede ir acompañado de una pérdida total de la estabilidad interior y de la valoración de la realidad. En su forma más pronunciada, el trastorno bipolar no sólo pone en peligro la salud mental, sino que también tiene repercusiones de gran alcance en las relaciones sociales, la capacidad de obtener ingresos y la salud física.

A pesar de su gravedad y frecuencia -afecta aproximadamente a entre el uno y el dos por ciento de la población mundial-, el trastorno bipolar sigue siendo a menudo percibido de forma borrosa, incomprendida o prejuiciosa por la opinión pública. Muchas personas, incluso con formación académica, tienen poco más que una imagen esquemática o basada en los medios de comunicación de las personas con episodios maníaco-depresivos, que se caracteriza por exageraciones y malentendidos. No es raro que pasen años entre los primeros síntomas y un diagnóstico confirmado. Durante este tiempo, los afectados suelen sufrir considerablemente por la insuficiencia de las medidas terapéuticas, la marginación social o la inseguridad en sí mismos, que a menudo desembocan en crisis suicidas.

El objetivo de este libro es ofrecer una visión general del trastorno bipolar, bien fundamentada pero fácil de entender, dirigida a lectores con formación académica, independientemente de que ellos mismos estén afectados, se dediquen profesionalmente a la salud mental o entren en contacto con el tema por interés personal. No se requiere formación médica previa, pero sí un cierto grado de curiosidad intelectual, capacidad de reflexión y disposición para abordar contextos psicológicos, biológicos y sociales complejos.

Esta obra persigue un enfoque integrador que combina los hallazgos científicos actuales con la experiencia clínica, la evolución histórica, las perspectivas sociopsicológicas y las interpretaciones culturales. El objetivo no es sólo transmitir un cuadro clínico estático, sino entender el trastorno bipolar como un proceso dinámico e individual sujeto tanto a mecanismos neurobiológicos como a factores sociales, psicológicos y culturales. Se destaca la diversidad diagnóstica, la consideración diferenciada de los distintos subtipos y formas de progresión, así como la importancia de las enfermedades comórbidas, al igual que los nuevos avances en medicina personalizada y los enfoques digitales de tratamiento.

Se hace especial hincapié en la interfaz entre el diagnóstico científico y la experiencia subjetiva. Esto se debe a que el trastorno bipolar no es sólo una condición patológica, sino una experiencia existencial que impregna toda la identidad de una persona. Por lo tanto, el tratamiento de esta enfermedad requiere no sólo conocimientos clínicos, sino también una profunda comprensión de los espacios de experiencia individuales, las trayectorias vitales, las estructuras familiares, las expectativas sociales y las narrativas culturales, .

A lo largo del libro se analiza sistemáticamente el trastorno bipolar desde diversas perspectivas. En primer lugar, se describen con precisión sus manifestaciones y se diferencia de otros trastornos mentales. A continuación, se analizan de forma diferenciada las causas y los factores de riesgo conocidos, tanto a nivel genético y neurobiológico como en un contexto psicosocial. A continuación se explican los métodos de diagnóstico y detección precoz antes de presentar y reflexionar críticamente sobre los enfoques terapéuticos clásicos e innovadores. Otro capítulo está dedicado a la cuestión de cómo puede ser la curación en términos de estabilidad psicológica y calidad de vida y qué papel desempeñan la prevención y la profilaxis de las recaídas. Las perspectivas de los afectados, sus experiencias subjetivas y los patrones sociales de interpretación añaden una dimensión humanística a la perspectiva clínico-científica.

En una época de creciente concienciación sobre la salud mental, en la que la depresión, el agotamiento y los trastornos de ansiedad atraen ya la atención social generalizada, ha llegado el momento de sacar al trastorno bipolar del nicho en el que ha estado asociado al estigma y la incomprensión durante demasiado tiempo. Este libro pretende ser una contribución a un enfoque más ilustrado, diferenciado y empático de una enfermedad que supone un reto médico, social y humano.

Capítulo 1: Fundamentos y aparición de los trastornos bipolares

1.1 Comprensión básica del trastorno bipolar

El trastorno bipolar es una enfermedad mental afectiva compleja caracterizada por la aparición repetida de alteraciones significativas del estado de ánimo. En el centro de los síntomas está la fluctuación cíclica entre estados de ánimo exagerados, elevados o irritables -denominados clínicamente episodios maníacos o hipomaníacos- y estados depresivos graves con un estado de ánimo deprimido, vacío interior, desgana y desesperanza. Estos estados afectivos extremos no ocurren de forma continua en la mayoría de los enfermos, sino que se presentan en fases, a menudo interrumpidas por intervalos libres de síntomas o periodos de estabilidad psicológica en los que predomina el llamado estado de ánimo eutímico. Durante estas fases, muchos pacientes se sienten en gran medida sanos, lo que a veces puede llevar a subestimar el trastorno y la necesidad de un tratamiento continuo.

El trastorno bipolar pertenece al grupo de los trastornos afectivos y se diferencia significativamente de otros trastornos mentales por su curso episódico y cíclico. Puede presentarse en varios subtipos, distinguiéndose en particular entre el trastorno bipolar I, que incluye al menos un episodio maníaco completo, y el trastorno bipolar II, que se caracteriza por la aparición de fases maníacas hipomaníacas -es decir, debilitadas- en combinación con episodios depresivos. Además, también existen los denominados otros trastornos bipolares especificados y trastornos relacionados, que no pueden clasificarse completamente en la tabla clásica, pero que también causan trastornos clínicamente relevantes.

Diagnósticamente, la clasificación se basa en los sistemas psiquiátricos establecidos internacionalmente, a saber, el "Manual diagnóstico y estadístico de los trastornos mentales" (DSM) de la Asociación Americana de Psiquiatría y la "Clasificación internacional de enfermedades" (CIE) de la Organización Mundial de la Salud. Lo que estos sistemas tienen en común es el requisito central de que al menos un episodio maníaco o hipomaníaco debe haber sido objetivable para hacer un diagnóstico en el espectro bipolar. Este requisito se basa en el entendimiento de que los episodios depresivos por sí solos -por muy graves que sean- no bastan inicialmente para hablar de un trastorno bipolar en sentido estricto. Sólo la aparición de un estado de ánimo elevado, expansivo o irritable, con un aumento significativo de la actividad, una autoevaluación exagerada, una menor necesidad de sueño y un comportamiento típicamente arriesgado indica la característica bipolar central de un subidón afectivo desregulado.

Sin embargo, un problema clave para el diagnóstico es que los episodios hipomaníacos -a diferencia de los maníacos- no suelen percibirse como patológicos. Pueden ir acompañados de un aumento de la creatividad, del rendimiento, de un compromiso social más intenso o de bienestar subjetivo. En retrospectiva, no es infrecuente que los afectados informen de que durante las fases hipomaníacas se sentían especialmente productivos, despejados, llenos de energía y socialmente competentes. En muchos casos, estas autoatribuciones positivas llevan a que las fases hipomaníacas no se categoricen como necesitadas de tratamiento o incluso se defiendan como parte de la identidad personal. En consecuencia, a menudo no se detectan en la historia clínica o se trivializan, lo que dificulta considerablemente el diagnóstico.

Además, el cuadro puede caracterizarse por síntomas inespecíficos, sobre todo al principio de la enfermedad. Los cambios de humor, los trastornos del sueño, la irritabilidad, la ansiedad o los problemas de concentración también se dan en otras enfermedades mentales y suelen interpretarse inicialmente como una expresión de estrés, agotamiento o rasgos de personalidad. Un primer episodio depresivo en un curso bipolar posterior también suele interpretarse erróneamente como depresión unipolar, lo que puede llevar a iniciar un tratamiento farmacológico con antidepresivos sin estabilización del estado de ánimo acompañante, un procedimiento que, en el peor de los casos, puede desencadenar un episodio maníaco o desestabilizar el curso.

El diagnóstico clínico del trastorno bipolar requiere, por tanto, una historia clínica completa y diferenciada que no sólo registre el estado sintomático actual, sino que también examine los episodios anteriores, los cambios sutiles del estado de ánimo, los antecedentes familiares y las circunstancias psicosociales. Sólo mediante un enfoque longitudinal de este tipo puede hacerse visible el patrón bipolar, a menudo oculto. Especialmente importante en este contexto es la inclusión de historias clínicas externas, entradas de diarios o curvas de progresión, que pueden ayudar a identificar patrones típicos.

Por último, pero no por ello menos importante, el trastorno bipolar también es difícil de comprender en un contexto social. La gran variabilidad de los síntomas, la interacción entre fases de aparente hiperactividad y depresión profunda, así como los cursos psicosociales, a menudo complejos, dificultan la comprensión pública de la enfermedad. Por ello es aún más importante que el diagnóstico y la información se realicen con gran cuidado, empatía y una base científica. Sólo así se evitará que los afectados reciban demasiado tarde o no reciban en absoluto el tratamiento que puede permitirles llevar una vida estable y plena.

1.2 Clasificación según la CIE y el DSM

Tanto la CIE como el DSM ofrecen sistemas de clasificación diferenciados para describir los trastornos mentales y permiten una práctica diagnóstica estandarizada. Según la décima revisión de la Clasificación Internacional de Enfermedades (CIE-10), el trastorno afectivo bipolar se clasifica en F31 y se divide en varios subtipos en función del tipo y la gravedad de los episodios. La undécima revisión (CIE-11), cada vez más utilizada internacionalmente, mantiene la estructura básica pero hace mayor hincapié en la gravedad funcional y la evolución del trastorno.

En el DSM-5, los trastornos bipolares se clasifican por separado de los trastornos depresivos y se dividen en dos formas principales: trastorno bipolar I y trastorno bipolar II. El trastorno bipolar I se caracteriza por al menos un episodio maníaco completo, que puede ocurrir con o sin fases depresivas . El trastorno bipolar II, por su parte, se caracteriza por al menos un episodio hipomaníaco y al menos un episodio depresivo sin manía completa. También se incluyen los trastornos ciclotímicos y los denominados trastornos bipolares no especificados, en los que los síntomas son subclínicos o atípicos pero siguen siendo clínicamente significativos.

En su desarrollo, ambos sistemas de clasificación tienen en cuenta la realidad clínica de que los trastornos afectivos se presentan en numerosas variantes y muestran un alto grado de variabilidad interindividual. No obstante, siguen siendo modelos que no pueden captar plenamente todas las manifestaciones, por lo que siempre deben complementarse con una visión clínica del caso individual.

1.3 Diferenciación de otros trastornos afectivos

Diferenciar el trastorno bipolar de otros trastornos afectivos es de vital importancia tanto para la práctica clínica como para la comprensión de la enfermedad. Los trastornos afectivos incluyen básicamente todos los trastornos en los que los cambios patológicos del estado de ánimo, el impulso y la reactividad emocional ocupan un primer plano. Dentro de este espectro, los trastornos bipolares ocupan una posición especial, ya que no se caracterizan por una tendencia unilateral del estado de ánimo -como la depresión persistente en la depresión unipolar-, sino por una mutabilidad cíclica que incluye tanto estados depresivos como estados maníacos expansivos.

1.3.1 Diferenciación de la depresión unipolar

El diagnóstico es especialmente difícil en las primeras fases del trastorno bipolar. En muchos casos, el trastorno se manifiesta inicialmente en forma de un episodio depresivo, mientras que los síntomas maníacos o hipomaníacos aún no han aparecido en ese momento o no se recuerdan retrospectivamente como relevantes para la enfermedad. Por lo tanto, muchos pacientes buscan ayuda psiquiátrica o psicoterapéutica por primera vez durante una fase de depresión pronunciada, vacío interior, desgana y desesperanza. El nivel de sufrimiento durante estos episodios depresivos suele ser considerable y a menudo conlleva un alto grado de deterioro subjetivo en términos sociales, profesionales y familiares.

En cambio, los episodios hipomaníacos no suelen percibirse como patológicos. Más bien, muchos afectados experimentan estas fases como periodos de especial energía, mayor creatividad, mayor actividad social o una claridad intelectual o emocional percibida subjetivamente. El pensamiento puede parecer más rápido, más centrado y más original, la autoestima aumenta, la necesidad de dormir se reduce y el rendimiento físico aumenta subjetivamente. En contextos profesionales, artísticos o académicos, estos estados se experimentan a veces como especialmente productivos, eficientes o inspiradores. No son pocas las personas del espectro bipolar que afirman haber obtenido resultados sobresalientes o haber realizado importantes progresos sociales o profesionales durante estas fases hipomaníacas.

Sin embargo, son precisamente estas atribuciones positivas las que hacen que a menudo no se hable de los episodios hipomaníacos en la entrevista diagnóstica o incluso se oculten deliberadamente. Algunos afectados temen que un diagnóstico pueda "quitarles algo", ya sea su propia creatividad, su rendimiento profesional o su sensación de vitalidad interior. Otros no reconocen retrospectivamente ninguna desviación de su nivel "normal" de funcionamiento o consideran que sus experiencias están relacionadas con su carácter. Especialmente cuando hay largos intervalos sin síntomas entre episodios afectivos, a menudo ni siquiera se considera la posibilidad de un trastorno bipolar.

Esta dinámica dificulta considerablemente la diferenciación diagnóstica de la depresión unipolar. En la práctica clínica, por tanto, no es infrecuente que se produzca un diagnóstico erróneo: el trastorno bipolar se clasifica como depresión unipolar, con consecuencias terapéuticas de gran alcance. En particular, el tratamiento con antidepresivos sin la administración simultánea de un medicamento estabilizador del estado de ánimo puede plantear riesgos considerables para las personas que son realmente bipolares. Existe la posibilidad de que el antidepresivo induzca un episodio maníaco o hipomaníaco, lo que se denomina inducción del estado de ánimo, que puede conducir a una considerable pérdida de control, daños sociales o autolesiones. También existe el riesgo de desencadenar una dinámica de ciclo rápido, en la que las fases depresivas y maníacas se alternan con inusitada rapidez, dando lugar a una forma cronificada difícil de tratar.

Otra consecuencia problemática de un diagnóstico incorrecto es la posible resistencia a la medicación: si la depresión bipolar se trata incorrectamente como un trastorno unipolar, los antidepresivos clásicos pueden no tener un efecto suficiente o desencadenar reacciones paradójicas. En tales casos, la depresión se clasifica como resistente al tratamiento, aunque la causa resida en un trastorno bipolar subyacente no reconocido.

Por lo tanto, para un diagnóstico fiable, es crucial abordar específicamente las fases pasadas de estado de ánimo inusualmente elevado, aumento de la actividad o reducción de la necesidad de dormir como parte de la historia clínica. Una historia clínica estructurada, complementada con herramientas de diagnóstico estandarizadas y, si es posible, una historia clínica realizada por familiares o seres queridos, puede aportar información valiosa en este sentido. También debe prestarse especial atención a los antecedentes familiares, ya que el componente genético desempeña un papel importante en los trastornos bipolares.

1.3.2 Diferenciación de la distimia

El trastorno bipolar puede diferenciarse claramente no sólo de la depresión unipolar, sino también de otros trastornos afectivos como la distimia, una forma crónica pero menos intensa de síntomas depresivos. Esta diferenciación no sólo es importante desde el punto de vista del diagnóstico, sino que también tiene implicaciones de gran alcance para la planificación terapéutica, la evaluación del pronóstico y la comprensión de la dinámica individual de la enfermedad.

La distimia, también conocida como "trastorno depresivo persistente" según la actual clasificación DSM-5, se define como un estado de ánimo depresivo que persiste durante al menos dos años pero que no alcanza la gravedad de la depresión mayor. Los afectados suelen describir un estado de ánimo bajo persistente pero superficial, combinado con falta de ánimo, desesperanza, trastornos del sueño, problemas de concentración y disminución de la autoestima. La distimia se caracteriza por la ausencia de una estructura episódica clara. Se trata más bien de un patrón continuo, estable y a largo plazo de síntomas que suelen comenzar gradualmente y que los afectados experimentan como parte de su propia personalidad o como un estado de ánimo "normal". Esta forma crónica de síntomas depresivos se asocia a menudo con una menor desviación emocional, pero con una elevada carga funcional y un riesgo de aislamiento social.

En cambio, el trastorno bipolar se caracteriza por una dinámica afectiva episódica en la que se alternan fases de síntomas depresivos con episodios maníacos o hipomaníacos. Estos estados afectivos se producen de forma discontinua, están separados entre sí por cesuras claramente distinguibles y tienen una amplitud emocional considerable. El estado de ánimo puede cambiar en pocos días o semanas desde la depresión más profunda hasta una fase eutímica normal, pasando por una euforia expansiva o una hiperactividad irritable . Esta inestabilidad afectiva es el diferenciador diagnóstico clave de la distimia.

Otra diferencia clave radica en la calidad subjetiva de la experiencia y la intensidad de los estados afectivos. Mientras que la distimia se describe como un estado de ánimo apagado y monótono que rara vez estalla, las personas con trastorno bipolar suelen vivir sus episodios como profundas crisis existenciales o como exageraciones extáticas de su experiencia. La profundidad emocional con la que se experimentan tanto las fases depresivas como las maníacas suele ser mucho más intensa que en el caso de los síntomas distímicos. Esta intensidad afecta no sólo a la experiencia emocional, sino también al funcionamiento cognitivo, físico y social. En las fases maníacas puede haber una sobrevaloración masiva de las propias capacidades, pérdida de la realidad, arrebatos impulsivos o graves consecuencias sociales y profesionales, aspectos que no son de esperar de esta forma en la distimia pura.

El deterioro funcional también suele ser más grave en el trastorno bipolar. Mientras que las personas con distimia suelen funcionar profesional y socialmente durante largos periodos de tiempo -aunque bajo un estrés psicológico constante-, los síntomas bipolares provocan con mucha mayor frecuencia incapacidad laboral, conflictos en las relaciones de pareja, tratamientos hospitalarios o incluso problemas legales. Además, el carácter discontinuo y a menudo imprevisible de la enfermedad dificulta la integración social y hace considerablemente más compleja la organización de una vida cotidiana estable.

Desde un punto de vista clínico, es esencial un diagnóstico diferencial preciso entre estos dos trastornos. La distimia se caracteriza por síntomas continuos de bajo umbral, mientras que el trastorno bipolar se caracteriza por fluctuaciones discretas, pero a menudo graves, entre extremos afectivos. Un estudio temporal preciso de la situación del estado de ánimo, complementado con entrevistas estructuradas, anamnesis de otras personas y, si es necesario, análisis de diarios relacionados con el estado de ánimo, es esencial para diferenciar ambos trastornos.

Las implicaciones terapéuticas difieren en consecuencia: mientras que los antidepresivos en dosis bajas y los procedimientos psicoterapéuticos para la activación, la mejora de la autoestima y la reestructuración cognitiva suelen ser el objetivo principal en la distimia, el trastorno bipolar requiere una estrategia combinada de estabilización del estado de ánimo, apoyo psicoeducativo, intervención en crisis y prevención de recaídas a largo plazo. Un diagnóstico erróneo - especialmente si el trastorno bipolar se interpreta erróneamente como distimia - puede tener graves consecuencias, por ejemplo por una monoterapia farmacológica inadecuada o por no tomar las medidas estabilizadoras necesarias.

En general, está claro que, aunque tanto la distimia como el trastorno bipolar pueden adscribirse al espectro afectivo, son cursos de enfermedad fundamentalmente diferentes, cada uno con su propia dinámica, calidad de experiencia y necesidad de tratamiento. Por lo tanto, la consideración diferenciada de estos trastornos no es sólo un acto de precisión clínica, sino también una expresión de atención respetuosa a la realidad individual de la enfermedad de los afectados.

1.3.3 Diferenciación del trastorno esquizoafectivo

También hay que tener especial cuidado con el diagnóstico a la hora de diferenciar el trastorno esquizoafectivo. Este trastorno se caracteriza porque los síntomas afectivos, como la depresión o las fases maníacas, se combinan con síntomas psicóticos. Mientras que en el trastorno bipolar los síntomas psicóticos -como los delirios o las alucinaciones- sólo aparecen durante un episodio afectivo, en el trastorno esquizoafectivo también aparecen durante fases afectivas neutras. Por lo tanto, el rasgo distintivo no sólo radica en los síntomas, sino en la relación temporal entre los síntomas psicóticos y los afectivos.

Por último, pero no por ello menos importante, la diferenciación con el trastorno límite de la personalidad es también de especial relevancia. Ambos trastornos se caracterizan por la inestabilidad emocional, la impulsividad y los conflictos interpersonales. Sin embargo, mientras que el trastorno bipolar es episódico y se manifiesta en fases con intervalos relativamente estables, la inestabilidad emocional en el trastorno límite de la personalidad suele manifestarse como una reacción rápidamente cambiante a los acontecimientos interpersonales. Las fluctuaciones afectivas son más breves, menos predecibles y más dependientes del contexto. Además, los pacientes límite suelen tener un sentimiento crónico de vacío interior, una profunda inseguridad de identidad y un patrón de relaciones inestables que no es prominente en el trastorno bipolar.

1.4 Carácter cíclico y evolución de la enfermedad

El trastorno bipolar es esencialmente una enfermedad cíclica. Esto significa que se manifiesta en fases claramente diferenciables en las que el estado de ánimo, el nivel de actividad, el pensamiento, el comportamiento social y la actitud general ante la vida se ven alterados de forma significativa. Estas fases no pueden ser influenciadas a voluntad ni terminadas por una perspicacia racional, sino que siguen un ritmo interno que a menudo es difícil de predecir y determina el equilibrio mental de la persona afectada durante días, semanas, meses o incluso años.

Los episodios típicos incluyen estados depresivos, maníacos o hipomaníacos, que pueden alternarse o -en los llamados estados mixtos- producirse simultáneamente. La fase depresiva suele caracterizarse por una profunda depresión, agotamiento, apatía, sentimientos de culpa, ralentización cognitiva, pensamientos suicidas y retraimiento social. En la fase maníaca, en cambio, los afectados muestran un exceso de confianza en sí mismos, una menor necesidad de dormir, ganas de hablar, fuga de ideas, excesiva determinación o comportamientos arriesgados e incluso una pérdida de la realidad de carácter psicótico. El episodio hipomaníaco es similar a la manía en sus características básicas, pero es menos intenso y no conduce necesariamente a una pérdida del funcionamiento social o laboral.

La evolución del trastorno bipolar puede variar enormemente. Algunas personas sólo experimentan un episodio maníaco en toda su vida, mientras que otras experimentan varios episodios al año. Especialmente estresantes son los cursos con ciclos rápidos, es decir, cuatro o más episodios en un año, o incluso ciclos ultrarrápidos, en los que los cambios de humor se producen en cuestión de días u horas. Estos ciclos de alta frecuencia plantean un reto terapéutico particular, ya que a menudo responden peor a la medicación y deterioran gravemente el funcionamiento social.

Suele haber fases de relativa estabilidad entre las fases agudas. Estos intervalos eutímicos pueden durar meses o incluso años. Durante este tiempo, muchos afectados consiguen llevar una vida en gran medida normal. Sin embargo, incluso en estas fases, a menudo persiste una sutil vulnerabilidad, que debe combinarse con una gran vigilancia de las señales de alerta temprana y un enfoque consciente de los factores estresantes. El riesgo de recaída es omnipresente incluso en las fases estables y aumenta considerablemente con la falta de sueño, los cambios de vida, el consumo de drogas o la interrupción de la medicación.

A largo plazo, el trastorno bipolar puede dar lugar a un cambio progresivo del cuadro clínico. Los episodios repetidos dejan huella en la experiencia, el rendimiento cognitivo y el tejido social. Muchos afectados informan de una erosión gradual de sus perspectivas profesionales, crisis de pareja recurrentes o un sentimiento creciente de alienación de su propia biografía. Por eso es tan importante una terapia individualizada a largo plazo que no sólo trate de prevenir nuevos episodios, sino también de fomentar la resiliencia, la calidad de vida y la participación social.

1.5 Epidemiología e importancia social

El trastorno bipolar es una enfermedad muy extendida en todo el mundo y de gran relevancia individual y social. Los estudios epidemiológicos suponen que entre el 1 y el 2,4% de la población mundial padecerá alguna forma de trastorno bipolar a lo largo de su vida. Además, existe un número relevante de casos no declarados, ya que muchos casos no se reconocen o se asignan erróneamente a otros diagnósticos. A menudo, el diagnóstico no se realiza hasta años después de la primera aparición de los síntomas afectivos, lo que se debe a un conocimiento insuficiente, a la incertidumbre diagnóstica y a la complejidad de los síntomas. El retraso medio entre la primera manifestación y el diagnóstico correcto oscila entre cinco y diez años en muchos países.

La precocidad de la enfermedad es especialmente llamativa. Los primeros síntomas suelen aparecer en la adolescencia o en la edad adulta temprana, normalmente entre los 15 y los 30 años. Un inicio precoz de la enfermedad se asocia a una mayor tasa de cursos graves, episodios más frecuentes y mayor comorbilidad. En los adolescentes en particular, el diagnóstico suele pasarse por alto o confundirse con otros trastornos, como el trastorno por déficit de atención o el trastorno de la personalidad, lo que puede conducir a un tratamiento inadecuado y a la cronicidad del problema.

La importancia social del trastorno bipolar va mucho más allá de la carga individual de la enfermedad. El trastorno ocasiona costes directos e indirectos considerables para el sistema sanitario y social, en particular a través de hospitalizaciones frecuentes, incapacidad laboral, jubilación anticipada y daños psicosociales . En las sociedades económicamente desarrolladas, los trastornos bipolares figuran entre las causas más frecuentes de enfermedades de larga duración en el ámbito de la salud mental. Además, la tasa de suicidios es drásticamente superior a la de la población general. Se calcula que hasta el 20% de los pacientes bipolares no tratados se suicidan, y hasta el 60% realizan al menos un intento serio.

Al mismo tiempo, se subraya repetidamente que las personas con trastorno bipolar pueden tener capacidades creativas, artísticas o intelectuales excepcionales. Numerosas figuras históricas de la literatura, el arte, la ciencia y la política son consideradas retrospectivamente como posibles enfermos, lo que ha dado lugar a una visión romántica de la enfermedad en la percepción pública. Sin embargo, esta visión entraña riesgos, ya que puede trivializar la carga y el sufrimiento reales de la enfermedad. No obstante, señala la compleja ambivalencia del trastorno: entre la inspiración y la desesperación, entre la productividad y la destrucción, entre el reconocimiento social y la delimitación psicológica.

El trastorno bipolar enfrenta a las sociedades modernas no sólo a problemas médicos y económicos, sino también a retos éticos y culturales. ¿Cómo tratar a personas cuya gama emocional es mayor de lo que permite la norma? ¿Cómo crear espacios sociales en los que las crisis mentales no se estigmaticen, sino que se entiendan como parte de la experiencia humana? ¿Y cómo lograr un equilibrio entre la libertad individual y el necesario apoyo terapéutico? Las respuestas a estas preguntas determinarán cómo queremos tratar en el futuro no sólo el trastorno bipolar, sino la vulnerabilidad psicológica en su conjunto.

1.6 Bibliografía (Capítulo 1)

Asociación Americana de Psiquiatría. (2013). *Manual diagnóstico y estadístico de los trastornos mentales* (5ª ed.). Washington, DC: American Psychiatric Publishing.

Angst, J., y Cassano, G. (2005). El espectro del estado de ánimo: Mejora del diagnóstico del trastorno bipolar. *Bipolar Disorders, 7*(Suppl 4), 4-12. https://doi.org/10.1111/j.1399-5618.2005.00226.x

Baldessarini, R. J., Tondo, L., & Viguera, A. C. (2020). Efectos del tratamiento con litio y su interrupción sobre la conducta suicida en el trastorno bipolar. *Harvard Review of Psychiatry, 28*(5), 274-286.
https://doi.org/10.1097/HRP.0000000000000253

Bauer, M., Pfennig, A., Severus, E., Whybrow, P. C., Angst, J., & Möller, H. J. (2013). Directrices de la Federación Mundial de Sociedades de Psiquiatría Biológica (WFSBP) para el tratamiento biológico de los trastornos depresivos unipolares, parte 1: Actualización 2013 sobre el tratamiento agudo y de continuación de los trastornos depresivos unipolares. *Revista Mundial de Psiquiatría Biológica, 14*(5), 334-385.
https://doi.org/10.3109/15622975.2013.804195

Grande, I., Berk, M., Birmaher, B., & Vieta, E. (2016). Bipolar disorder (Trastorno bipolar). *The Lancet, 387*(10027), 1561-1572. https://doi.org/10.1016/S0140-6736(15)00241-X

Hirschfeld, R. M. A., Williams, J. B. W., Spitzer, R. L., Calabrese, J. R., Flynn, L., Keck, P. E., ... & Zajecka, J. (2000). Development and validation of a screening instrument for bipolar spectrum disorder: The Mood Disorder Questionnaire. *The American Journal of Psychiatry, 157*(11), 1873-1875. https://doi.org/10.1176/appi.ajp.157.11.1873

Merikangas, K. R., Jin, R., He, J. P., Kessler, R. C., Lee, S., Sampson, N. A., ... & Zarkov, Z. (2011). Prevalencia y correlatos del trastorno del espectro bipolar en la iniciativa de encuesta mundial de salud mental. *Archives of General Psychiatry, 68*(3), 241-251. https://doi.org/10.1001/archgenpsychiatry.2011.12

Miklowitz, D. J. (2011). *La guía de supervivencia del trastorno bipolar: Lo que usted y su familia necesitan saber* (2ª ed.). Nueva York, NY: Guilford Press.

Phillips, M. L., y Kupfer, D. J. (2013). Diagnóstico del trastorno bipolar: Desafíos y direcciones futuras. *The Lancet, 381*(9878), 1663-1671. https://doi.org/10.1016/S0140-6736(13)60989-7

Pope, H. G., Jonas, J. M., Hudson, J. I., Cohen, B. M., & Gunderson, J. G. (1983). The validity of DSM-III borderline personality disorder: A phenomenologic, family history, treatment response, and long-term follow-up study. *Archives of*

General Psychiatry, 40(1), 23-30. https://doi.org/10.1001/archpsyc.1983.01790010025004

Organización Mundial de la Salud. (2019). *Clasificación internacional de enfermedades para las estadísticas de mortalidad y morbilidad (11.ª revisión)*. https://icd.who.int/

Capítulo 2: Formas de trastornos bipolares y diagnóstico diferencial

2.1 Trastorno bipolar I: clínica, evolución y características especiales

El trastorno bipolar I es la forma clásica y originalmente definida diagnósticamente del trastorno bipolar. Su característica central es la aparición de al menos un episodio maníaco completo. Este episodio es significativo desde el punto de vista diagnóstico, independientemente de que vaya acompañado de fases depresivas, aunque la mayoría de los pacientes también experimenten episodios depresivos recurrentes. En muchos casos, el curso es cíclico, con fases maníacas, depresivas y posiblemente libres de síntomas que se alternan en una secuencia y duración variables.

Según los sistemas de clasificación actuales (DSM-5 y CIE-11), un episodio maníaco en el contexto del trastorno bipolar I se caracteriza por un estado de ánimo anormal y persistentemente elevado, expansivo o irritable, que dura al menos siete días o menos si es necesaria la hospitalización. Durante esta fase, el nivel de funcionamiento de la persona afectada suele estar significativamente deteriorado. Los síntomas típicos incluyen un gran aumento de la energía, un incremento significativo de la actividad psicomotriz, una menor necesidad de dormir, un aumento de las ganas de hablar (logorrea), una asociación acelerada de pensamientos (fuga de ideas) y un sentido excesivo, a menudo poco realista, de la autoestima, que puede llegar a ideas de grandeza.

También es frecuente una marcada impulsividad y una capacidad de crítica y juicio significativamente reducida, lo que puede dar lugar a comportamientos inadecuados o socialmente transgresores. Esto incluye, por ejemplo, gastos financieros poco meditados, comportamientos sexuales arriesgados, decisiones vitales precipitadas o interacciones interpersonales conflictivas. En muchos casos, durante la fase maníaca aparecen síntomas psicóticos, que pueden manifestarse en forma de delirios, en particular delirios de grandeza, manía persecutoria o creencias religiosas. También son posibles las alucinaciones auditivas o un trastorno formal del pensamiento.

La autopercepción de los afectados suele estar gravemente distorsionada durante un episodio maníaco. A pesar de las considerables alteraciones de su funcionamiento social y profesional, muchos se ven a sí mismos como especialmente capaces, creativos o con una misión especial. Esta autoevaluación hace que a menudo no se busque ayuda o se rechacen las intervenciones terapéuticas. Sólo en retrospectiva, a menudo durante o después de un episodio depresivo posterior, muchos pacientes desarrollan una percepción de los acontecimientos maníacos, a menudo acompañada de vergüenza, sentimientos de culpa y una pronunciada autocrítica.

Las fases depresivas del trastorno bipolar I no difieren formalmente de forma significativa de las de los trastornos depresivos unipolares. Incluyen tristeza profunda, pérdida de interés, falta de energía, trastornos del sueño y la concentración, cambios en el apetito, sentimientos de inutilidad y pensamientos suicidas. Sin embargo, a diferencia de la depresión unipolar, estos síntomas se producen en el contexto de un patrón de progresión cíclica , lo que reviste una importancia diagnóstica y terapéutica clave. Además, los episodios depresivos del trastorno bipolar I van acompañados con mayor frecuencia de síntomas psicóticos -en particular, de contenido nihilista, culpabilizador o delirante- y se asocian a un mayor riesgo de conductas suicidas. Los estudios demuestran que la tasa de suicidios en los enfermos bipolares I es significativamente mayor que en muchas otras enfermedades psiquiátricas.

El trastorno bipolar I suele comenzar en la adolescencia o en la edad adulta temprana. Sin embargo, la manifestación inicial puede variar y no se caracteriza necesariamente por un episodio maníaco. En muchos casos, la enfermedad comienza con un episodio depresivo, lo que resulta problemático desde el punto de vista diagnóstico, ya que la bipolaridad no suele reconocerse en las primeras fases. Esto da lugar a diagnósticos erróneos -generalmente depresión unipolar- y a estrategias de tratamiento inadecuadas, como el uso exclusivo de antidepresivos sin estabilización del estado de ánimo. Esto no sólo puede conducir a un empeoramiento del cuadro clínico, sino también favorecer el desarrollo de una dinámica de ciclos rápidos o la inducción de episodios maníacos.

Una característica clave del trastorno bipolar I es el grave deterioro funcional que puede producirse tanto en la fase maníaca como en la depresiva. Mientras que los episodios depresivos se caracterizan por el aislamiento social, la incapacidad laboral y el retraimiento interior, los episodios maníacos suelen provocar conflictos sociales, pérdidas económicas, daños a la reputación o incluso litigios judiciales. La falta de percepción de la enfermedad en la fase maníaca no sólo dificulta la intervención a tiempo, sino que también ejerce una enorme presión sobre las relaciones familiares y profesionales.

El pronóstico del trastorno bipolar I depende en gran medida del diagnóstico precoz, la medicación continuada, el apoyo psicoeducativo y la integración social de los afectados. Con un enfoque terapéutico adecuado y multiprofesional, muchas personas con trastorno bipolar I pueden lograr un estilo de vida estable, una integración profesional y una vida subjetivamente satisfactoria. Sin embargo, a largo plazo suele seguir siendo necesaria una prevención coherente de las recaídas y una gestión sensible de las crisis, ya que el riesgo de nuevos episodios sigue siendo elevado, sobre todo si el tratamiento es inadecuado.

En general, el trastorno bipolar I requiere un alto grado de atención diagnóstica, coherencia terapéutica y apoyo social debido a su diversidad clínica, su frecuente aparición a una edad temprana y sus consecuencias potencialmente graves. No se trata de un cuadro clínico estático, sino de un proceso dinámico e individualizado que requiere apoyo médico, psicológico y social en igual medida.

2.2 Trastorno bipolar II: características, dificultades diagnósticas e importancia clínica

El trastorno bipolar II es una forma distinta dentro del espectro de trastornos bipolares y difiere significativamente del trastorno bipolar I clásico en varios aspectos clave. El rasgo distintivo central del diagnóstico es la ausencia de episodios maníacos completos. En su lugar, se producen las denominadas fases hipomaníacas, subidas afectivas que son más débiles en intensidad, duración e impacto funcional que la manía, pero que son clínicamente significativas.

Los episodios hipomaníacos se definen como periodos de estado de ánimo significativamente elevado, expansivo o incluso irritable, que duran al menos cuatro días consecutivos y van acompañados de un claro cambio en el comportamiento habitual. Los síntomas típicos son un mayor impulso, mayor locuacidad, fuga de ideas, menor necesidad de dormir, excesiva confianza en sí mismo y una mayor preocupación por actividades orientadas a objetivos, a menudo en ámbitos de riesgo como las finanzas, la sexualidad o la sobrecarga profesional. Sin embargo, a diferencia de la manía, la hipomanía no implica una pérdida masiva de la realidad y no suele dar lugar a síntomas psicóticos ni a una desintegración social grave. No obstante, el comportamiento en las fases hipomaníacas puede resultar irritante o llamativo para el entorno, sobre todo si se produce de forma repetida o provoca conflictos en determinados contextos sociales.

Un problema clave para el diagnóstico surge del hecho de que los episodios hipomaníacos no suelen ser percibidos como patológicos por los afectados. Más bien, muchos experimentan estas fases como subjetivamente enriquecedoras, de mejora del rendimiento o incluso como una "mejor versión de sí mismos". Esta cualidad positiva de la experiencia significa que los estados hipomaníacos a menudo no se describen espontáneamente en la entrevista diagnóstica o incluso se trivializan deliberadamente. Especialmente cuando predominan los síntomas depresivos , la parte hipomaníaca del curso afectivo a menudo pasa desapercibida, con el resultado de que el diagnóstico de trastorno bipolar II no se realiza en absoluto o sólo se reconoce al final del curso de la enfermedad.

El cuadro clínico general del trastorno bipolar II suele caracterizarse por una elevada proporción de episodios depresivos. Estos pueden ser graves, duraderos y recurrentes, y se asocian a un deterioro funcional considerable, un alto nivel de sufrimiento subjetivo y un mayor riesgo de intentos de suicidio. Paradójicamente, el riesgo de suicidio en pacientes con trastorno bipolar II es incluso mayor en muchos estudios que en aquellos con trastorno bipolar I. Esto está presumiblemente relacionado con la frecuencia y persistencia de las fases depresivas, que pueden dominar la vida de los afectados durante largos periodos de tiempo. En contraste con el trastorno bipolar I, el comportamiento maníaco "conspicuo" que podría incitar a los familiares o al personal médico a intervenir suele estar ausente. En consecuencia, el trastorno suele progresar de forma "silenciosa", pero no por ello menos destructiva.

El trastorno bipolar II plantea un reto diagnóstico particular. A menudo, los episodios hipomaníacos sólo pueden identificarse mediante una exploración cuidadosa y específica y una comprensión diferenciada de los sutiles cambios afectivos. La descripción espontánea de los afectados no siempre es suficiente, ya que los estados hipomaníacos se viven a menudo como un comportamiento normativo o como parte de la personalidad. Por lo tanto, es esencial un estudio preciso de la historia vital, la dinámica afectiva a lo largo de los años y los contextos psicosociales. La implicación de los familiares o de los cuidadores cercanos a también puede ser crucial, ya que las personas ajenas suelen notar los cambios de comportamiento o de humor antes que la propia persona afectada.

Otro problema diagnóstico es el riesgo de confusión con los trastornos depresivos unipolares. Dado que los episodios depresivos suelen ser el primer síntoma y a menudo el único visible durante mucho tiempo, en la práctica el trastorno se suele clasificar erróneamente como depresión mayor. Esto da lugar a estrategias de tratamiento que no hacen justicia a la dinámica afectiva real. La administración monoterapéutica de antidepresivos sin una estabilización acompañante del estado de ánimo no sólo puede resultar ineficaz, sino que también puede inducir estados hipomaníacos y favorecer un empeoramiento del curso.

El tratamiento del trastorno bipolar II se basa en la prevención de recaídas a largo plazo y en una combinación de medidas psicofarmacológicas, psicoterapéuticas y psicoeducativas. El uso de medicación estabilizadora del estado de ánimo, como el litio, la lamotrigina o determinados antipsicóticos atípicos, constituye el eje principal. Además, el apoyo psicoterapéutico -como la terapia cognitivo-conductual, la terapia interpersonal o los métodos basados en la atención plena- desempeña un papel central. Informar a los afectados sobre la naturaleza de su enfermedad, reconocer los signos individuales de alerta precoz y establecer una red de apoyo social estable son pilares fundamentales de un tratamiento sostenible.

Por tanto, el trastorno bipolar II no es en absoluto una variante "más leve" del trastorno bipolar I, sino que representa una forma independiente y a menudo especialmente grave del trastorno, cuyos síntomas pueden ser más sutiles, pero no menos dramáticos en su efecto sobre la calidad de vida y la estabilidad psicológica. Un diagnóstico a tiempo, una estrategia individualizada a largo plazo y un apoyo interdisciplinario son requisitos fundamentales para prestar un apoyo eficaz a los afectados.

2.3 Representación tabular

Comparación: trastorno bipolar I frente a trastorno bipolar II

Criterio	Trastorno bipolar I	Trastorno bipolar II
Episodio central	Al menos un episodio maníaco completo	Al menos un episodio hipomaníaco y un episodio depresivo
Duración de la euforia	$\geq$ 7 días o menos en caso de hospitalización	$\geq$ 4 días
Gravedad del estado de ánimo elevado	Claramente pronunciado, con deterioro social/ocupacional o riesgo de psicosis	Moderadamente pronunciado, sin síntomas psicóticos, generalmente sin hospitalización
Síntomas psicóticos	A menudo en fases maníacas o depresivas	Raramente, normalmente sólo en episodios depresivos graves
Limitación funcional	Significativo en fases maníacas y depresivas	Principalmente debido a episodios depresivos; fases hipomaníacas principalmente funcionales o hiperfuncionales

Criterio	Trastorno bipolar I	Trastorno bipolar II
Experiencia subjetiva de las fases punta	A menudo poco realista, con pérdida de realidad	Más bien se perciben como agradables o que mejoran el rendimiento
Frecuencia de los episodios depresivos	Variable, pero a menudo presente	Frecuentes y clínicamente dominantes
Riesgo de suicidio	Aumento de	Aún mayor, debido a depresiones frecuentes y duraderas
Desafío diagnóstico	El diagnóstico precoz suele ser posible debido a la conspicuidad maníaca	Hipomanía a menudo no reconocida; alto riesgo de confusión con depresión unipolar.
Estrategia terapéutica	Estabilización del estado de ánimo, tratamiento antipsicótico si es necesario	Estabilización del estado de ánimo con especial atención a la depresión y los riesgos de suicidio

2.4 Ciclotimia- manifestación subsindrómica en el espectro bipolar

La ciclotimia es una forma subsindrómica, independiente desde el punto de vista diagnóstico, del espectro de los trastornos afectivos. Se describe en los sistemas de clasificación actuales (DSM-5 y CIE- 11) como un trastorno crónico del estado de ánimo en el que existe una inestabilidad persistente del estado de ánimo durante un período de al menos dos años. Esta inestabilidad se manifiesta en forma de fases recurrentes y fluctuantes de estado de ánimo ligeramente deprimido y ligeramente elevado que, sin embargo, no cumplen los criterios del umbral diagnóstico de depresión mayor o episodio hipomaníaco. En psiquiatría infantil y juvenil, una duración de un año es suficiente para el diagnóstico.

Los síntomas ciclotímicos se caracterizan por el hecho de que el estado de ánimo, los niveles de energía y los niveles de actividad pueden cambiar a intervalos relativamente cortos, a veces en pocos días. Los afectados experimentan constantes "altibajos emocionales", que ellos mismos suelen describir como impredecibles, irritantes o difíciles de controlar. Aunque los altibajos emocionales suelen ser menos intensos que en los episodios bipolares propiamente dichos, pueden suponer una carga subjetiva considerable por su frecuencia y duración. Muchas personas con ciclotimia afirman que se perciben a sí mismas como erráticas, impulsivas, cambiantes o "desgarradas internamente". Estos cambios de humor son especialmente perturbadores en las relaciones sociales y los contextos profesionales, ya que pueden dar lugar a malentendidos, incoherencias en el comportamiento o conflictos.

A pesar de estas cargas funcionales, la ciclotimia no suele reconocerse como un trastorno que requiera tratamiento. Una de las principales razones es el carácter subclínico de los síntomas, que a menudo se interpretan erróneamente como rasgos de personalidad -como inestabilidad emocional, sensibilidad o extraversión-. En muchos casos, por tanto, no hay una aclaración especializada, sobre todo porque los afectados no consideran necesariamente que su experiencia sea patológica. Los patrones de comportamiento ciclotímico también se interpretan a veces en el entorno social como "mal humor", "cambios de humor" o "temperamento emocional", lo que puede llevar a trivializarlos o malinterpretarlos.

La importancia clínica de la ciclotimia no debe subestimarse en absoluto. No se trata simplemente de una variante temperamental, sino de una desregulación afectiva potencialmente crónica que se asocia a un mayor riesgo de desarrollar trastornos bipolares completos. Los estudios demuestran que es posible la progresión hacia un trastorno bipolar I o bipolar II, sobre todo en caso de estrés familiar, trastornos mentales comórbidos (trastornos de ansiedad, abuso de sustancias, trastorno por déficit de atención) o acontecimientos vitales incisivos. En este sentido, también se habla de la ciclotimia como "estado prodrómico" o "señal de alerta temprana" dentro del espectro bipolar.

La diferenciación diagnóstica de la ciclotimia es un reto, ya que se sitúa en la frontera entre las fluctuaciones psicológicas normales, los rasgos de personalidad acentuados y los patrones afectivos clínicamente relevantes. Un reto clave es diferenciar entre los cambios de humor situacionales -por ejemplo, en el contexto del estrés cotidiano, los conflictos de pareja o los cambios hormonales- y un patrón ciclotímico persistente. Esto requiere una observación a largo plazo del curso afectivo de durante meses o años, si es posible complementada con evaluaciones externas o autoobservaciones relacionadas con el estado de ánimo. El uso de registros del estado de ánimo o de escalas de progresión normalizadas resulta especialmente útil, ya que permiten registrar sistemáticamente la dinámica, la frecuencia y la intensidad de los cambios de humor.

Criterios como la duración de los estados afectivos, su frecuencia, la capacidad para distinguirlos de los estados de ánimo normales, la conexión con desencadenantes externos y las consecuencias funcionales en la vida cotidiana son esenciales para la categorización diagnóstica. Otra cuestión clave es si los afectados sufren su inestabilidad afectiva, la experimentan como una pérdida de control o describen los problemas relacionales y funcionales resultantes.

En el tratamiento de la ciclotimia, la atención se centra en las intervenciones psicoeducativas, la psicoterapia específica del trastorno y, si es necesario, la medicación en dosis bajas. La terapia cognitivo-conductual estructurada puede ayudar a trabajar los patrones de evaluación disfuncionales, la reactividad excesiva a los cambios de humor y los patrones de interacción problemáticos. El objetivo es mejorar la autorregulación afectiva y permitir un equilibrio psicológico más estable a largo plazo. En algunos casos -sobre todo en caso de angustia psicológica considerable o síntomas comórbidos- también puede considerarse la estabilización con moduladores del estado de ánimo.

En resumen, puede decirse que la ciclotimia, como trastorno independiente pero a menudo pasado por alto dentro del espectro bipolar, merece una atención diagnóstica y terapéutica diferenciada. Su relevancia clínica resulta no sólo de la carga subjetiva de inestabilidad afectiva, sino también de su posible papel como precursor de trastornos afectivos más graves. La detección precoz, la educación desestigmatizadora y la intervención individualizada pueden contribuir significativamente a la estabilización y la calidad de vida de los afectados.

2.5 Resumen tabular

Comparación: trastorno bipolar II frente a ciclotimia

Criterio	Trastorno bipolar II	Ciclotimia
Características centrales	Alternancia entre episodios depresivos graves e hipomaníacos.	Inestabilidad crónica del estado de ánimo con fases altas y bajas leves.
Duración de la avería	Episódica, fases de días a semanas	Continuo durante al menos 2 años
Gravedad de las fases	Hipomanía y depresión mayor, clínicamente relevantes	Cambios de humor subsindrómicos por debajo de los umbrales diagnósticos
Limitación funcional	Claramente debido a la depresión, en parte también debido a la hipomanía.	Variable, a menudo subestimada, pero con frecuencia perjudicial para la vida cotidiana y las relaciones
Experiencia subjetiva	La hipomanía a menudo se experimenta como productiva, la depresión como masivamente estresante	Cambios de humor como "altibajos" incontrolables, a menudo irritantes.
Síntomas psicóticos	Posible en fases depresivas	Sin síntomas psicóticos

Criterio	Trastorno bipolar II	Ciclotimia
Dificultad de diagnóstico	La hipomanía suele ser difícil de reconocer retrospectivamente	Difícil de diferenciar de la inestabilidad psicológica normal o de los rasgos de personalidad.
Riesgo de suicidio	Alta, especialmente en fases depresivas	Más bajo, pero no excluido
Riesgo de progresión	Ya forma parte del espectro bipolar completamente desarrollado	Puede evolucionar a trastorno bipolar I o bipolar II, especialmente con comorbilidades.
Enfoque terapéutico	Medicación estabilizadora del ánimo + psicoterapia	Psicoeducación, psicoterapia, posiblemente estabilización con medicación.

2.6 Ciclado rápido: características, retos y relevancia clínica

Dentro del espectro de los trastornos bipolares, el ciclaje rápido representa una forma de progresión particularmente compleja y clínicamente desafiante. El término "ciclación rápida" (cambio rápido de fase) describe una constelación en la que se producen al menos cuatro episodios afectivos en un período de doce meses. Estos episodios pueden ser de naturaleza depresiva, maníaca o hipomaníaca y cada uno de ellos debe cumplir los umbrales diagnósticos, es , mostrar manifestaciones clínicamente relevantes que se asocien a un deterioro funcional.

Otra diferenciación se da en el contexto de los denominados ciclos ultradianos o ciclos ultrarrápidos, en los que los estados de ánimo pueden cambiar en pocos días, horas o incluso en un mismo día. Se trata de una forma especialmente dinámica y difícil de controlar del trastorno, que suele ir acompañada de una angustia considerable, una tensión interior grave y fluctuaciones extremas de la experiencia psicológica. Estas formas extremas no sólo son difíciles de diagnosticar, sino que también plantean exigencias considerables al manejo terapéutico.

Los ciclos rápidos son especialmente graves desde el punto de vista clínico, ya que suelen ir acompañados de una reducción significativa de la calidad de vida, una dinámica de enfermedad crónica y una mayor desestabilización psicológica y social. La frecuente alternancia entre estados depresivos y maníacos deja a los afectados poco margen para la regeneración emocional, la estabilidad social o la continuidad profesional. La experiencia subjetiva también se caracteriza de forma particular: muchos pacientes refieren una sensación de pérdida de control, la imprevisibilidad de sus propias emociones y una inquietud y agotamiento interior constantes.

Un problema central en el tratamiento de los cicladores rápidos radica en la dificultad del control terapéutico. Las intervenciones farmacológicas tradicionales requieren cierto tiempo para surtir efecto, lo que puede provocar retrasos o ineficacia terapéutica en el contexto de episodios rápidamente cambiantes. Además, la selección de los psicofármacos adecuados es más complicada: se sospecha que ciertos antidepresivos -en particular los inhibidores selectivos de la recaptación de serotonina (ISRS) o las sustancias tricíclicas- no sólo favorecen la dinámica del ciclismo rápido, sino que en algunos casos incluso la desencadenan. Una monoterapia demasiado precoz o inadecuada con medicamentos que mejoran el estado de ánimo también puede exacerbar la inestabilidad afectiva, sobre todo si la estabilización del estado de ánimo es insuficiente.

El pronóstico de los cicladores rápidos suele ser menos favorable que el de los trastornos bipolares episódicos sin esta dinámica. Los estudios muestran que los pacientes con ciclación rápida sufren con mayor frecuencia cursos resistentes al tratamiento, necesitan ser hospitalizados más a menudo y tienen un mayor riesgo de comportamiento suicida. La tasa de comorbilidad también es significativamente mayor: Los trastornos de ansiedad, el abuso de sustancias, los trastornos de estrés postraumático y las acentuaciones de la personalidad -sobre todo en el ámbito de la dinámica límite- se dan con mayor frecuencia en este grupo y dificultan aún más el abordaje terapéutico.

La etiología de los ciclos rápidos aún no se ha esclarecido de forma concluyente. Se barajan varios factores de influencia, como la desregulación neurobiológica de los sistemas circadianos, la inestabilidad hormonal -en particular disfunción tiroidea- y la predisposición genética. También parecen influir factores psicosociales como el estrés crónico, la traumatización o los acontecimientos vitales estresantes. Actualmente se considera que la influencia del tratamiento farmacológico es especialmente importante: El uso acrítico o no acompañado de antidepresivos, especialmente sin la administración simultánea de sustancias estabilizadoras del estado de ánimo, se considera un desencadenante potencial del desarrollo o la intensificación del ciclismo rápido.

La identificación precoz de esta forma de progresión es, por tanto, de crucial importancia para la selección de una estrategia terapéutica adecuada. Un estudio cuidadoso y longitudinal del estado de ánimo durante al menos un año es útil para el diagnóstico. Las anotaciones en el diario relacionadas con el estado de ánimo, los controles periódicos de la evolución y la participación de los cuidadores pueden aportar información importante. El uso de instrumentos estandarizados, como gráficos del estado de ánimo o sistemas digitales de monitorización del estado de ánimo, también puede ayudar a registrar la dinámica.

Las sustancias estabilizadoras del estado de ánimo están a la vanguardia del tratamiento de los ciclos rápidos. El litio, la lamotrigina y algunos antipsicóticos atípicos como la quetiapina o la olanzapina han demostrado ser especialmente eficaces. Los antidepresivos deben utilizarse con la máxima precaución y siempre en combinación con medicación estabilizadora del estado de ánimo. Además, las medidas psicoeducativas, las intervenciones de terapia conductual y una estructura diaria clara desempeñan un papel fundamental. El objetivo es proporcionar una mejor comprensión de la propia dinámica de la enfermedad, reconocer las señales de alarma tempranas y reforzar la autorregulación.

En resumen, puede decirse que los ciclos rápidos son una forma especialmente grave, pero a menudo ignorada, del trastorno bipolar. El reto terapéutico no sólo reside en la estabilización de la medicación, sino también en el apoyo psicológico, el tratamiento de los trastornos comórbidos y la mejora de las condiciones de vida psicosociales. Un concepto de tratamiento multiprofesional y adaptado individualmente es esencial para influir favorablemente en el curso de la enfermedad y permitir a la persona afectada llevar una vida lo más estable e independiente posible.

2.7 Estados mixtos y cursos atípicos- manifestaciones complejas en el espectro bipolar

Los estados mixtos, también conocidos como episodios mixtos o estados afectivos mixtos, se encuentran entre las manifestaciones más difíciles del trastorno bipolar. Se caracterizan por la presencia simultánea o rápidamente alternante de síntomas maníacos y depresivos, lo que los hace especialmente complejos tanto desde el punto de vista diagnóstico como terapéutico. A diferencia de las fases maníacas o depresivas clásicas, los enfermos en estados mixtos presentan un cuadro sintomático ambivalente y a menudo paradójico. Por ejemplo, una persona puede presentar un aumento de la actividad psicomotriz, un intenso deseo de hablar, pensamientos acelerados o irritabilidad -síntomas que suelen asociarse a la vertiente maníaca - y al mismo tiempo un estado de ánimo depresivo, desesperanza, sentimientos de culpa o incluso pensamientos suicidas.

Esta confrontación simultánea con emociones activadoras e inhibidoras hace que muchos afectados experimenten una agitación y tensión internas extremas. La mezcla de estado de ánimo depresivo y aumento de la inquietud interior se experimenta a menudo como agonizante, ya que los sentimientos depresivos no van acompañados de la típica ralentización, sino más bien de una sensación de estar impulsado. La descripción subjetiva a menudo se asemeja a estar "atrapado en la propia cabeza", plenamente consciente del sufrimiento pero sin posibilidad de alivio emocional.

La relevancia clínica de los trastornos mixtos es considerable. Se asocian a una mayor carga de enfermedad, una mayor frecuencia de urgencias psiquiátricas, una mayor tasa de hospitalización, una peor respuesta a los métodos de tratamiento estándar y un riesgo significativamente mayor de comportamiento suicida. Este último es especialmente significativo: los estudios indican que el comportamiento suicida es mayor en los estados mixtos que en los episodios puramente depresivos o puramente maníacos. Este riesgo resulta de la constelación de la desesperación depresiva con el impulso y la impulsividad simultáneos, una combinación que aumenta significativamente el riesgo de comportamiento específico.

Los estados mixtos plantean un reto diagnóstico particular. No corresponden ni al cuadro clásico de manía ni al de depresión mayor. Más bien se caracterizan por una mezcla de ambos grupos de síntomas, que se presentan simultáneamente o en un lapso de tiempo muy breve . Por ello, en la práctica clínica suelen interpretarse erróneamente, por ejemplo como depresión agitada, manía atípica o acentuación de la personalidad. Estas interpretaciones erróneas del diagnóstico tienen consecuencias de gran alcance: Una fase mixta interpretada como depresión podría tratarse erróneamente con un antidepresivo, lo que puede intensificar los componentes maníacos y desestabilizar la enfermedad. A la inversa, una fase maníaca agitada podría tratarse con sedantes sin abordar la dinámica depresiva subyacente.

Otro problema diagnóstico reside en la expresión subjetiva de los síntomas. Muchos enfermos no encuentran un lenguaje para la simultaneidad de sentimientos contradictorios o no consiguen traducir sus experiencias en cuestionarios estandarizados. Aquí se requiere una anamnesis sensible, basada en el diálogo, que tome en serio las contradicciones y no las reduzca apresuradamente a un cuadro claro de afecto.

Además de los estados mixtos, también hay una serie de cursos atípicos dentro del espectro bipolar que plantean un reto adicional a la tabla diagnóstica. Entre ellos se incluyen, por ejemplo, los estados hipomaníacos persistentes que duran semanas o meses y no se caracterizan por los típicos excesos maníacos, pero que pueden provocar irritación social, hiperactividad laboral o conflictos interpersonales. Incluso los episodios monotemáticos -por ejemplo, con irritabilidad dominante, inquietud crónica o temas obsesivo-compulsivos y melancólicos específicos- no siempre pueden asignarse claramente a un grupo clásico de síntomas maníacos o depresivos.

Otro ejemplo son los llamados estados afectivos somáticamente superpuestos. En este caso, los síntomas afectivos no aparecen como cambios emocionales superficiales, sino que se manifiestan principalmente mediante dolencias físicas, como dolores de cabeza persistentes, problemas gastrointestinales, estados de agotamiento o síntomas de dolor difuso. Estas somatizaciones pueden ser tan dominantes que no se reconozca el trastorno afectivo subyacente y, en su lugar, se busque una causa somática o se sospeche un trastorno psicosomático. Por lo tanto, existe un alto riesgo de que los trastornos bipolares se pasen por alto o se traten incorrectamente en este tipo de constelaciones, sobre todo en la atención de médicos generalistas o de medicina interna.

Todas las formas atípicas de progresión mencionadas requieren diagnósticos especialmente cuidadosos, diferenciados y multidimensionales. Lo decisivo aquí es una visión longitudinal de todo el curso afectivo, el registro de las cualidades subjetivas de la experiencia y los efectos funcionales en la vida cotidiana. Además, la inclusión de anamnesis externas, protocolos relacionados con el estado de ánimo y, en caso necesario, procedimientos de pruebas neuropsicológicas resulta útil para permitir una clasificación diagnóstica precisa.

Desde el punto de vista terapéutico, los estados mixtos y los cursos atípicos requieren una estrategia de tratamiento individualizada. El tratamiento farmacológico debe llevarse a cabo con especial precaución y bajo observación continua, ya que muchos psicofármacos comunes -especialmente los antidepresivos- pueden provocar efectos adversos o un aumento de los síntomas en estas constelaciones. Las sustancias estabilizadoras del estado de ánimo , los neurolépticos atípicos y los componentes sedantes desempeñan un papel más importante en el tratamiento de los cuadros mixtos. Los procedimientos psicoterapéuticos también deben abordar específicamente la ambivalencia afectiva, ayudar a estructurar la experiencia subjetiva y agudizar la autoconciencia.

En resumen: los estados mixtos y los cursos atípicos se encuentran entre las manifestaciones de los trastornos bipolares que con más frecuencia se pasan por alto, pero que son especialmente relevantes desde el punto de vista clínico. Su reconocimiento correcto no sólo supone un reto diagnóstico, sino que también tiene importancia pronóstica. Una visión multiperspectiva que permita las contradicciones y no las reduzca a simples categorías sintomáticas es la clave para un diagnóstico y un tratamiento adecuados.

2. Diferenciación entre depresión bipolar y unipolar: un punto diagnóstico clave con implicaciones terapéuticas.

Distinguir entre trastornos depresivos bipolares y unipolares es uno de los retos clave del diagnóstico psiquiátrico y, al mismo tiempo, marca el rumbo de la estrategia terapéutica a largo plazo. Los síntomas depresivos de ambas formas de la enfermedad se solapan ampliamente, lo que dificulta su diferenciación a primera vista y a menudo conduce a diagnósticos erróneos, con consecuencias de gran alcance para el curso de la enfermedad, el pronóstico y la planificación del tratamiento.

Los síntomas típicos de un episodio depresivo -independientemente del contexto diagnóstico- incluyen un estado de ánimo depresivo persistente, pérdida de interés, retraimiento social, inhibición psicomotriz, fatiga crónica, problemas de concentración, fluctuaciones del apetito y del peso, trastornos del sueño, sentimientos de culpa e inutilidad, así como pensamientos de muerte o impulsos suicidas específicos. Esta constelación de síntomas constituye la base tanto para el diagnóstico de la depresión unipolar (depresión mayor) como para la fase depresiva dentro de un trastorno bipolar. Por regla general, ambas enfermedades no pueden distinguirse de forma fiable sólo a nivel sintomático.

Sin embargo, la diferencia decisiva no radica en el episodio depresivo individual, sino en la **polaridad afectiva y el curso a largo plazo de los cambios de humor**. Mientras que la depresión unipolar se caracteriza por una tendencia anímica unilateral y permanentemente descendente, el trastorno bipolar se caracteriza por una interacción cíclica entre estados depresivos y estados elevados, irritables o expansivos. El trastorno bipolar es, por tanto, una enfermedad con dos polos afectivos -un componente depresivo y otro maníaco o hipomaníaco- que pueden alternarse a lo largo del tiempo.

Sin embargo, esta ciclicidad afectiva no siempre es inmediatamente reconocible. En muchos casos, el trastorno bipolar comienza con uno o más episodios depresivos, y la primera fase maníaca o hipomaníaca no aparece hasta años más tarde. En esta fase temprana, existe un alto riesgo de que se pase por alto la naturaleza bipolar de la enfermedad y se diagnostique depresión unipolar. Este error suele pasar desapercibido durante mucho tiempo , sobre todo si las fases hipomaníacas no se perciben como patológicas o no se recuerdan retrospectivamente.

Por lo tanto, es esencial **una exploración** cuidadosa y **orientada biográficamente**. Es importante ir más allá del estado sintomático actual y preguntar específicamente por fases anteriores de la vida que puedan contener indicios de un subidón afectivo, incluso si no fueron percibidas como patológicas por los afectados. Cuando se les interroga en profundidad, los pacientes suelen referir periodos de energía inusitada, aumento de la creatividad, menor necesidad de dormir, aumento de las ganas de hablar, mayor sociabilidad o comportamiento impulsivo. Tales episodios -especialmente si ocurren episódicamente y se asocian a posteriores episodios depresivos- pueden ser indicios de un trastorno bipolar no reconocido previamente.

Esta diferenciación es especialmente difícil en personas con un alto nivel de inteligencia, talento artístico o éxito profesional. En estos casos, los episodios hipomaníacos suelen quedar enmascarados por su superficie funcional: aparecen como fases de rendimiento por encima de la media, como expresión de motivación, asertividad o dinamismo social, características valoradas positivamente por la sociedad. En estos casos, se requiere experiencia diagnóstica, intuición clínica y una gran sensibilidad para diferenciar entre la vivacidad temperamental, la extraversión carismática y la inestabilidad patológica del estado de ánimo.

También deben registrarse sistemáticamente **los factores de riesgo familiares**: Una predisposición genética, en particular la presencia de trastornos afectivos de primer grado (padres, hermanos), puede ser un indicio decisivo de una posible predisposición bipolar. También son útiles las historias clínicas estructuradas, las herramientas de detección estandarizadas, los diarios del estado de ánimo y, si es posible, la participación de los cuidadores cercanos, que a menudo reconocen los cambios de comportamiento antes que la propia persona afectada.

La relevancia terapéutica de esta diferenciación diagnóstica difícilmente puede sobrestimarse. Mientras que el uso de antidepresivos -a menudo como monoterapia- es un elemento central del tratamiento en la depresión unipolar, está potencialmente contraindicado en el trastorno bipolar. Los antidepresivos, especialmente sin la administración concomitante de un medicamento estabilizador del estado de ánimo (litio, lamotrigina, quetiapina), pueden desencadenar un episodio maníaco o hipomaníaco en personas con trastorno bipolar, desestabilizar la dinámica de la enfermedad y, en el peor de los casos, provocar el denominado **fracaso de la profilaxis de fase**. Se trata de una desestabilización del curso afectivo inducida terapéuticamente, que se asocia a episodios más frecuentes, intervalos libres de síntomas más cortos y un mayor riesgo de cronificación.

El riesgo de **ciclación rápida**, es decir, el cambio rápido de las fases afectivas, también aumenta bajo una terapia antidepresiva incontrolada para el trastorno bipolar. Además, el riesgo de suicidio aumenta si los síntomas depresivos se agravan por una terapia inadecuada o se convierten en estados mixtos. La elección de la estrategia de medicación adecuada requiere, por tanto, no sólo un diagnóstico preciso, sino también un alto grado de precaución terapéutica.

En general, está claro que la diferenciación entre depresión unipolar y bipolar **no es sólo una cuestión académica**, sino un instrumento central de responsabilidad clínica. Determina la elección de la medicación, el curso y el pronóstico de la enfermedad y, en última instancia, la calidad de vida, la seguridad y la autonomía de los afectados. El reto no es sólo tratar lo evidente, sino también reconocer lo oculto.

2.9 Resumen tabular

Comparación: depresión unipolar frente a trastorno bipolar (fase depresiva)

Criterio	Depresión unipolar	Trastorno bipolar (fase depresiva)
Polaridad afectiva	Sólo dirigido hacia abajo (depresivo)	Alternancia entre episodios depresivos e (hipo)maníacos

Criterio	Depresión unipolar	Trastorno bipolar (fase depresiva)
Patrón de progresión	Depresión episódica o crónica	Cíclico con cambios de fase, perfil afectivo frecuentemente cambiante
Primera manifestación	Episodio mayoritariamente depresivo	A menudo también depresivos, los episodios maníacos/hipomaníacos suelen aparecer más tarde
Síntomas de la depresión	Síntomas depresivos típicos	Formalmente idéntico, pero a menudo con partes psicóticas, inquietud interior, irritabilidad
Experiencia subjetiva de depresión	Estado de ánimo constantemente deprimido, ralentización	Depresión a menudo con tensión interior, tristeza activada, estados paradójicos
Antecedentes de episodios hipomaníacos	Ninguno	Frecuentemente presente, pero a menudo no reconocido o recordado
Claves cognitivas	Melancolía, autodesprecio, desgana	Además, posiblemente pensamientos acelerados, alternando entre la melancolía y un torrente de ideas.
Carga familiar	Bastante inespecífico	Frecuente agrupación familiar de trastornos afectivos (bipolar, esquizoafectivo).

Criterio	Depresión unipolar	Trastorno bipolar (fase depresiva)
Riesgo de diagnóstico erróneo	Bajo, con síntomas claros	Alta, especialmente si la hipomanía está ausente o se pasa por alto
Estrategia terapéutica básica	Antidepresivos (posiblemente + psicoterapia)	Estabilizadores del estado de ánimo + psicoterapia; antidepresivos sólo con precaución y nunca como monoterapia
Riesgo bajo antidepresivos	Generalmente bien tolerado	Riesgo de inducción de manía, ciclos rápidos, inestabilización
Riesgo de suicidio	Alta para cursos severos	Muy alto en condiciones mixtas y con cambio rápido de fase
Resistencia a la terapia	Posible para la depresión crónica	Más frecuente en la depresión bipolar tratada incorrectamente

2.10 Diagnóstico diferencial de los trastornos bipolares: solapamientos clínicos y claridad diagnóstica

Las manifestaciones clínicas del trastorno bipolar son notablemente diversas. Especialmente en sus formas maníaca, hipomaníaca o mixta, puede mostrar grandes similitudes sintomáticas con otras enfermedades mentales. Esto se aplica no sólo a síntomas individuales como la impulsividad, la inestabilidad afectiva o los rasgos psicóticos, sino también a paralelismos estructurales más profundos en términos de dinámica afectiva, patrones de comportamiento y procesos cognitivos. Esto hace que sea aún más importante un diagnóstico diferencial preciso, ya que las consecuencias terapéuticas divergen considerablemente en función del trastorno. Una categorización incorrecta no sólo puede conducir a un tratamiento ineficaz, sino que en determinados casos también puede afectar negativamente a la evolución de la enfermedad.

Un punto clásico del diagnóstico diferencial es **la diferenciación con la esquizofrenia**. Ambos trastornos pueden presentar síntomas psicóticos, como delirios, alucinaciones o reconocimiento erróneo de la realidad. Sin embargo, la diferencia cualitativa radica en la incrustación de estos síntomas en el contexto afectivo. En el trastorno bipolar, los fenómenos psicóticos se producen exclusivamente durante los episodios afectivos, es decir, en el contexto de una fase maníaca o depresiva, y suelen ser congruentes con el estado de ánimo, como los delirios de grandeza en la manía o los delirios de culpa en la depresión. En la esquizofrenia, en cambio, los síntomas psicóticos existen independientemente de los estados afectivos, suelen ser extraños, no son congruentes con el estado de ánimo y se caracterizan por rasgos adicionales como trastornos formales del pensamiento (por , desorientación), trastornos del yo o aplanamiento afectivo. El diagnóstico de un **trastorno esquizoafectivo**, en el que se solapan síntomas afectivos y esquizofrénicos, requiere una clasificación temporal precisa de los respectivos grupos de síntomas y sigue siendo una decisión difícil incluso para los diagnosticadores experimentados.

Otro trastorno con un alto grado de solapamiento sintomático **es el trastorno por déficit de atención con hiperactividad (TDAH)**. Tanto en la infancia como en la edad adulta, el TDAH y los trastornos bipolares pueden presentar características como falta de atención, impulsividad, desregulación emocional, irritabilidad y dificultades para organizar la vida cotidiana. Resulta especialmente problemático que el TDAH en la infancia pueda enmascarar la fase prodrómica de un trastorno bipolar que se manifiesta más tarde, sobre todo si los primeros episodios maníacos o hipomaníacos se interpretan erróneamente como síntomas excesivos de TDAH. La distinción sólo puede hacerse observando atentamente el curso del trastorno, para lo cual la **naturaleza episódica** del trastorno bipolar -es decir, el inicio abrupto y la aparición temporal de subidones afectivos- es un criterio clave de diferenciación. En el TDAH, los síntomas están presentes de forma permanente sin producirse en un patrón cíclico. Los antecedentes familiares también pueden aportar pistas: es más probable que los antecedentes familiares de trastornos afectivos indiquen una génesis bipolar.

La diferenciación con el **trastorno** límite de la personalidad es particularmente frecuente y clínicamente controvertida, ya que ambos trastornos se caracterizan por inestabilidad afectiva, impulsividad, dificultades interpersonales y aumento de las tendencias suicidas. La diferencia decisiva radica **en el patrón de progresión**: mientras que el trastorno bipolar es episódico, con fases altas y bajas claramente definibles, el trastorno límite de la personalidad se caracteriza por una inestabilidad emocional continua, fuertemente modulada por estímulos externos, especialmente conflictos interpersonales. Los cambios de humor suelen producirse en el transcurso de una hora o un día y son reactivos a las interacciones sociales, pero no son expresión de un episodio afectivo endógeno. Además, existen rasgos característicos como un sentimiento crónico de vacío interior, una imagen inestable de sí mismo, un fuerte miedo al abandono y una tendencia a las conductas autolesivas, aspectos que se dan con menos frecuencia y con una calidad diferente en el espectro bipolar clásico. No obstante, la comorbilidad de ambos trastornos no es infrecuente, lo que complica aún más la clarificación diagnóstica y hace necesaria una estrategia de tratamiento integrada.

Otros **trastornos de la personalidad**, en particular las formas histriónica, narcisista y antisocial, también pueden mostrar similitudes con los estados maníacos o hipomaníacos a primera vista. La extraversión, la dramatización, la búsqueda de estímulos o una mayor necesidad de reconocimiento pueden existir como rasgos permanentes de la personalidad en estos trastornos, mientras que en el trastorno bipolar forman parte de un episodio temporal. Aquí hay que prestar especial atención al **alcance de la desviación del afecto** y sus consecuencias funcionales: Mientras que los rasgos de personalidad son perceptibles en la vida cotidiana pero no suelen tener un efecto desorganizador agudo, los episodios bipolares suelen provocar una pérdida masiva de funciones, conflictos sociales, problemas legales o la necesidad de tratamiento hospitalario. La diferenciación diagnóstica en este caso requiere una combinación de entrevista estructurada, anamnesis longitudinal y -si es posible- observación durante varias semanas.

Por último, pero no por ello menos importante, las enfermedades somáticas también son relevantes en el diagnóstico diferencial, en particular las **causas endocrinológicas, neurológicas**

o tóxicas. La disfunción tiroidea, las enfermedades neurodegenerativas, los traumatismos craneoencefálicos o la influencia de sustancias (como los corticosteroides, las anfetaminas o el alcohol) pueden imitar sintomáticamente o exacerbar los síntomas afectivos. Por lo tanto, un **diagnóstico orgánico de exclusión** -incluidos los antecedentes de laboratorio, diagnóstico por imagen y medicación- es parte integrante de cualquier diagnóstico psiquiátrico.

En general, está claro que el diagnóstico diferencial del trastorno bipolar es un proceso complejo y multidimensional que plantea grandes exigencias de precisión diagnóstica, experiencia clínica y cooperación interdisciplinaria. La naturaleza episódica, la carga familiar, el alcance de la amplitud afectiva, la incrustación de síntomas psicóticos y la respuesta a terapias específicas son puntos de referencia clave que ayudan a diferenciar entre cuadros clínicos estructuralmente diferentes pero sintomáticamente relacionados.

2.11 Resumen tabular

Diagnóstico diferencial del trastorno bipolar - visión general

Avería	Características comunes con el trastorno bipolar	Características de la demarcación	Información clínica
Esquizofrenia	Síntomas psicóticos (delirios, alucinaciones)	Psicosis independientes del estado de ánimo, a menudo extrañas; trastornos del ego; colapso mental; aplanamiento afectivo.	Psicosis no episódica, sino persistente; estado de ánimo incongruente
Trastorno esquizoafectivo	Síntomas afectivos y psicóticos combinados	Síntomas simultáneos o secuenciales de ambas zonas	Difícil de diferenciar, a menudo sólo es posible durante un periodo de tiempo más largo
TDAH	Impulsividad, desregulación emocional, problemas de concentración	Síntomas persistentes desde la infancia, sin curso episódico; sin fases depresivo-maníacas.	Ausencia de ciclicidad, síntomas continuos; considerar antecedentes familiares
Trastorno límite de la personalidad	Inestabilidad afectiva, impulsividad, crisis suicidas	Cambios de humor reactivos, diarios; problemas de identidad, miedo al abandono.	Sin episodios claros, fuerte dinámica de relación, curso

Avería	Características comunes con el trastorno bipolar	Características de la demarcación	Información clínica
			crónicamente inestable
Trastorno narcisista de la personalidad	Grandiosidad, comportamiento excéntrico, irritabilidad	Estilo de personalidad estable sin fluctuaciones episódicas, baja profundidad depresiva.	Ningún cambio en los polos afectivos, autoestima permanentemente aumentada o frágil
Trastorno histriónico de la personalidad	Comportamiento teatral, inestabilidad del estado de ánimo	Emociones superficiales y situacionales, sin dinámica cíclica	Fuerte necesidad, búsqueda de atención en primer plano
Trastorno afectivo inducido por sustancias	Cambios de humor, síntomas psicóticos o afectivos	Síntomas claramente vinculados en el tiempo al consumo de sustancias	La interrupción o retirada mejora el estado, Historia clínica crucial
Enfermedades tiroideas	Depresión, cansancio o hiperactividad, cambios de humor	Hallazgos somáticos en el laboratorio (TSH, fT3, fT4); sin ciclos afectivos claros.	Hallazgos orgánicos, síntomas afectivos en su mayoría moderados e inespecíficos.

2. Comorbilidades y su relevancia diagnóstica

La aparición simultánea de otras enfermedades mentales o somáticas -denominada comorbilidad en la terminología clínica- no es un fenómeno excepcional en los trastornos bipolares, sino más bien la regla. Un gran número de estudios epidemiológicos, clínicos y poblacionales han demostrado que una proporción significativa -en algunas encuestas hasta el 70%- de los pacientes con trastorno bipolar padecen al menos una enfermedad mental o física adicional. La elevada tasa de comorbilidad no es sólo un fenómeno estadístico, sino que tiene una relevancia diagnóstica, terapéutica y pronóstica fundamental.

Las comorbilidades psicológicas son especialmente frecuentes y abarcan un amplio espectro. En primer lugar están los trastornos de ansiedad, que pueden presentarse en en forma de trastornos de ansiedad generalizada, trastornos de pánico, fobia social o miedos específicos. Estos trastornos suelen acompañar a los cursos bipolares desde una edad temprana y también persisten durante las fases eutímicas. Los afectados suelen referir una sensación constante de tensión interior, inquietud física, preocupación excesiva o una desconfianza generalizada ante las situaciones cotidianas. Estos síntomas pueden desestabilizar aún más la regulación afectiva y aumentar el riesgo de recaída.

Los trastornos por consumo de sustancias son otra comorbilidad frecuente. El alcohol, el cannabis, la cocaína, los estimulantes o los tranquilizantes son utilizados por muchos enfermos como medios supuestamente útiles de automedicación, ya sea para amortiguar la tensión interior, para estimular en las fases depresivas o para calmar la excitación maníaca. Sin embargo, este consumo de sustancias no sólo puede exacerbar el proceso afectivo, sino también socavar la eficacia de los tratamientos farmacológicos, empeorar la conducta de adherencia y aumentar significativamente el riesgo de problemas sanitarios y sociales posteriores.

El trastorno de estrés postraumático (TEPT) también se da con más frecuencia en personas con trastorno bipolar que en la población general. En muchos casos, la traumatización temprana, el abandono, el maltrato o la violencia emocional forman parte de la historia vital y actúan como factores predisponentes o desencadenantes del posterior desarrollo de la enfermedad. El recuerdo intrusivo de experiencias traumáticas, los flashbacks, los trastornos del sueño y la sobreexcitación emocional dificultan considerablemente la estabilización afectiva y pueden exacerbar los episodios depresivos o disociativos.

Los trastornos de la personalidad, sobre todo en el ámbito de las estructuras de personalidad emocionalmente inestables (borderline) o seguras de sí mismas, representan otra comorbilidad importante desde el punto de vista diagnóstico y terapéutico. Pueden superponerse a la dinámica afectiva del trastorno bipolar, provocar inestabilidad interpersonal, arrebatos impulsivos y autolesiones y ejercer una presión considerable sobre el trabajo relacional dentro de la terapia. El reto particular aquí es diferenciar entre la inestabilidad afectiva bipolar y los problemas de personalidad estructuralmente anclados, ya que ambos fenómenos pueden ser similares en su apariencia externa pero requieren enfoques de tratamiento diferentes.

Además de las comorbilidades psicológicas, las enfermedades somáticas concomitantes son también significativamente más frecuentes en los pacientes bipolares que en la población general. El síndrome metabólico, la diabetes mellitus de tipo 2, la disfunción tiroidea -especialmente el hipotiroidismo-, las enfermedades cardiovasculares y los síndromes de dolor crónico son especialmente frecuentes. Estas enfermedades somáticas interactúan con los síntomas afectivos: pueden aumentar los estados de ánimo depresivos, alterar el comportamiento del sueño, reducir las funciones cognitivas y restringir gravemente la calidad de vida. Al mismo tiempo, complican la selección y dosificación de la medicación psicotrópica, ya que hay que tener más en cuenta los efectos secundarios, las interacciones y las contraindicaciones.

La elevada tasa de comorbilidad tiene un impacto considerable en el diagnóstico. Las comorbilidades pueden superponer, modular o incluso imitar los síntomas afectivos. Por ejemplo, un trastorno de ansiedad generalizada puede confundirse con un retraimiento depresivo o un vacío interior, mientras que un cambio de humor inducido por sustancias podría malinterpretarse como un episodio maníaco. En la práctica clínica, por tanto, existe un riesgo constante de diagnósticos erróneos, efectos solapados y decisiones terapéuticas inadecuadas.

Las comorbilidades suelen tener un efecto terapéutico negativo en la evolución de la enfermedad. Se asocian a una mayor tasa de recaídas, una menor respuesta a las terapias estándar, hospitalizaciones más frecuentes, una mayor duración de los episodios y una reducción general de la calidad de vida. La suicidalidad también aumenta significativamente en presencia de trastornos comórbidos, especialmente en el caso del TEPT o el consumo de sustancias.

Por ello, el tratamiento de los trastornos bipolares debe tener siempre en cuenta las enfermedades mentales y somáticas concomitantes. Esto requiere una aclaración diagnóstica exhaustiva, una colaboración interdisciplinar entre psiquiatría, psicosomática, medicina general, neurología y, en caso necesario, otras disciplinas especializadas, así como una planificación integradora del tratamiento. El objetivo es reconocer y tener en cuenta la compleja interacción entre los diversos aspectos de la enfermedad para permitir una estabilización sostenible. La terapia no sólo debe centrarse en los síntomas, sino también en los recursos y adaptarse al entorno del paciente.

Una perspectiva holística que no excluya las comorbilidades ni las considere meros hallazgos secundarios, sino que las reconozca como parte integrante de la realidad de la enfermedad, es un requisito previo para un concepto de asistencia a largo plazo eficaz, respetuoso y sostenible. No sólo permite un diagnóstico más preciso y un tratamiento más individualizado, sino que también ayuda a superar el sistema médico, a menudo fragmentado, y a tomar en serio a los pacientes en toda su complejidad.

2.13 Resumen tabular

Comorbilidades en los trastornos bipolares - visión general

Comorbilidad	Apariencia	Importancia clínica	Implicaciones terapéuticas
Trastornos de ansiedad	Trastorno de ansiedad generalizada, trastorno de pánico, fobia social	Desestabilización emocional, aumento de la tasa de recaídas	Combinación de farmacoterapia y terapia cognitivo-conductual

Comorbilidad	Apariencia	Importancia clínica	Implicaciones terapéuticas
Trastornos por consumo de sustancias	Alcohol, cannabis, estimulantes, benzodiacepinas	Automedicación, empeoramiento del curso, interacción con psicofármacos.	Tratamiento integrado de la adicción y el trastorno bipolar, reducción de sustancias como objetivo del tratamiento
Trastorno de estrés postraumático	Reacciones traumáticas, Flashbacks, hiperactivación, comportamiento de evitación	Dificulta la estabilización afectiva, aumenta el riesgo de suicidio	Terapia de trauma, EMDR, métodos basados en la atención plena, a menudo se requiere un enfoque combinado
Trastornos de la personalidad	Especialmente patrones fronterizos, seguros de sí mismos, narcisistas...	Problemas de interacción, ruptura de impulsos, relaciones terapéuticas inestables.	Terapia dialéctico-conductual, clarificación de la relación a largo plazo, apoyo cercano
Síndrome metabólico	Obesidad, hiperlipidemia, hipertensión, resistencia a la insulina	Aumenta el riesgo cardiovascular y reduce la calidad de vida	Intervención en el estilo de vida, tratamiento farmacológico si es necesario, seguimiento de los antipsicóticos atípicos.

Comorbilidad	Apariencia	Importancia clínica	Implicaciones terapéuticas
Enfermedades tiroideas	Hipo o hipertiroidismo	Influye en el estado de ánimo y en el efecto de los medicamentos	Comprobación del estado hormonal, sustitución o bloqueo si es necesario.
Enfermedades cardiovasculares	Hipertensión arterial, Arritmia cardiaca, cardiopatía coronaria	Aumenta la morbilidad somática, interacciones con psicofármacos	Tratamiento cardiológico conjunto, reducción del riesgo mediante cambios en el estilo de vida
Síndromes de dolor crónico	Fibromialgia, cefalea tensional, dolor de espalda	Intensificar los síntomas depresivos, reducir la funcionalidad	Terapia multimodal del dolor, métodos basados en mindfulness y terapia conductual

2.9 Bibliografía (Capítulo 2)

Asociación Americana de Psiquiatría. (2013). *Manual diagnóstico y estadístico de los trastornos mentales* (5ª ed.). Washington, DC: American Psychiatric Publishing.

Angst, J., Azorin, J. M., Bowden, C. L., Perugi, G., Vieta, E., & Gamma, A. (2011). Prevalencia y características de los trastornos bipolares no diagnosticados en pacientes con un episodio depresivo mayor: El estudio BRIDGE. *Archives of General*

Psychiatry, 68(8), 791-798. https://doi.org/10.1001/archgenpsychiatry.2011.87

Baek, J. H., Park, D. Y., Choi, J., Kim, J. S., Choi, J. S., Ha, K., & Kwon, J. S. (2011). Diferencias entre los trastornos bipolares I y II en las características clínicas, comorbilidad y antecedentes familiares. *Journal of Affective Disorders, 131*(1-3), 59-67. https://doi.org/10.1016/j.jad.2010.12.009

Baldessarini, R. J., Vázquez, G. H., & Tondo, L. (2020). Depresión bipolar: Un gran desafío sin resolver. *Revista Internacional de Trastornos Bipolares, 8*, 1-13. https://doi.org/10.1186/s40345-020-00184-9

Calabrese, J. R., Hirschfeld, R. M. A., Frye, M. A., Reed, M., & McElroy, S. L. (2004). Impact of depressive symptoms compared with manic symptoms in bipolar disorder: Results of a US community-based sample (Impacto de los síntomas depresivos en comparación con los síntomas maníacos en el trastorno bipolar: resultados de una muestra comunitaria estadounidense). *Journal of Clinical Psychiatry, 65*(11), 1499-1504. https://doi.org/10.4088/JCP.v65n1107

Ghaemi, S. N., Ko, J. Y., & Goodwin, F. K. (2002). "Cade's disease" and beyond: Misdiagnosis, antidepressant use, and a proposed definition for bipolar spectrum disorder. *Canadian Journal of Psychiatry, 47*(2), 125-134. https://doi.org/10.1177/070674370204700205

Judd, L. L., Akiskal, H. S., Schettler, P. J., Coryell, W., Endicott, J., Maser, J. D., ... & Keller, M. B. (2003). Una investigación prospectiva de la historia natural del estado sintomático semanal a largo plazo del trastorno bipolar II. *Archives of General Psychiatry, 60*(3), 261-269. https://doi.org/10.1001/archpsyc.60.3.261

Perugi, G., & Akiskal, H. S. (2002). The soft bipolar spectrum redefined: Focus on the cyclothymic, anxious-sensitive, impulse-dyscontrol and binge-eating connection in bipolar II and related conditions. *Psychiatric Clinics of North America, 25*(4), 713-737. https://doi.org/10.1016/S0193-953X(02)00025-8

Post, R. M., & Leverich, G. S. (2008). The role of psychosocial stress in the onset and progression of bipolar disorder and its comorbidities: The need for earlier and alternative modes of therapeutic intervention. *Development and Psychopathology, 20*(4), 1175-1193. https://doi.org/10.1017/S0954579408000568

Schneck, C. D., Miklowitz, D. J., Miyahara, S., Araga, M., Wisniewski, S. R., Miyahara, ... & Sachs, G. S. (2004). The prospective course of rapid-cycling bipolar disorder: Findings from the STEP-BD study. *Biological Psychiatry, 55*(7), 727-732. https://doi.org/10.1016/j.biopsych.2003.12.012

Zimmerman, M., Ruggero, C. J., Chelminski, I., Young, D., Posternak, M. A., Friedman, M., & Boerescu, D. (2006). ¿Está sobrediagnosticado el trastorno bipolar? *Journal of Clinical Psychiatry, 67*(7), 1035-1041. https://doi.org/10.4088/JCP.v67n0710

Capítulo 3: Causas y factores de riesgo

3.1 Predisposición genética y bases genéticas moleculares de los trastornos bipolares

La predisposición genética es uno de los factores de riesgo centrales en la etiología de los trastornos bipolares. Entre los trastornos afectivos, el trastorno bipolar ocupa una posición especial, ya que se asocia a un componente hereditario excepcionalmente alto en comparación con muchas otras enfermedades mentales. Numerosos estudios sobre gemelos, familias y adopciones confirman este hallazgo y han contribuido en las últimas décadas a una modelización continuamente refinada del perfil de riesgo genético.

En las encuestas poblacionales, el riesgo de desarrollar un trastorno bipolar a lo largo de la vida en la población general se sitúa en torno al uno o el dos por ciento. Sin embargo, este riesgo aumenta significativamente si existen antecedentes familiares del trastorno. Los hijos de un progenitor con trastorno bipolar tienen un riesgo de entre el diez y el 25 por ciento de padecer el trastorno. Si ambos progenitores están afectados, el riesgo se eleva a más del 50%. Los estudios sobre gemelos idénticos muestran la mayor correlación: Si un gemelo padece trastorno bipolar, la tasa de concordancia para el otro es de hasta el 60% o incluso el 70%, lo que indica un fuerte componente genético, aunque pueda descartarse una determinación genética completa.

Sin embargo, es crucial darse cuenta de que el trastorno bipolar no es una enfermedad determinada monogenéticamente , como es el caso de algunas enfermedades neurodegenerativas o metabólicas, por ejemplo. Más bien se basa en un **modelo poligenético** en el que numerosas variantes genéticas -los llamados genes polimórficos de riesgo- interactúan para aumentar la vulnerabilidad al desarrollo del trastorno bipolar. Estos genes no son causantes de enfermedad en sentido estricto, sino que modulan sistemas neurobiológicos responsables de la regulación afectiva, los procesos cognitivos y el procesamiento del estrés.

Los métodos modernos de genética molecular, en particular los estudios de asociación de **genoma completo** (GWAS), han identificado en los últimos años un gran número de loci genéticos potencialmente relevantes. Los hallazgos más repetidos incluyen variantes genéticas en regiones asociadas a la regulación de los canales de calcio dependientes de voltaje (por ejemplo, *CACNA1C*), la transmisión del glutamato (*GRIN2B*), la señalización dopaminérgica y serotoninérgica (*DRD2*, *SLC6A4*), así como la plasticidad sináptica y la ritmicidad circadiana. Los genes implicados en los procesos neuroinflamatorios o en el suministro de energía mitocondrial también se están considerando cada vez más como parte de un perfil de riesgo genético molecular ampliado.

Este gran número de variantes génicas implicadas pone de relieve la naturaleza multifactorial de la vulnerabilidad genética. El efecto de un solo gen suele ser pequeño; sólo la **carga acumulada de varios genes de riesgo**, a menudo en combinación con factores epigenéticos, conduce a un aumento relevante del riesgo de enfermedad. Las modificaciones epigenéticas -es decir, los cambios en la expresión génica sin cambios en la propia secuencia del ADN- pueden verse influidas por factores ambientales como la traumatización en la primera infancia, el estrés crónico, la exposición a tóxicos o la desestabilización psicosocial. Esto apunta a la importancia de la **interacción gen-ambiente** como modelo explicativo central de la patogénesis.

La interacción gen-ambiente describe la interacción entre la susceptibilidad biológica y las condiciones ambientales específicas, que juntas determinan si una persona genéticamente predispuesta enferma realmente. Así, incluso con la mayor carga genética -por ejemplo, en gemelos idénticos- existen discordancias en el estado de la enfermedad, lo que demuestra claramente que **la predisposición genética es una condición necesaria pero no suficiente** para la aparición del trastorno bipolar. Más bien cabe suponer que factores ambientales específicos -como el abandono emocional, las experiencias traumáticas de apego, la desestabilización social, la privación de sueño o el consumo de drogas- pueden activar interruptores epigenéticos que conducen a la manifestación del trastorno.

Los modelos biológico-psiquiátricos como **el "modelo de los dos golpes"** o el **"modelo de vulnerabilidad-estrés"** también integran estos supuestos al asumir que una vulnerabilidad anclada genéticamente sólo conduce a una enfermedad manifiesta cuando entra en juego un factor estresante exógeno o endógeno adicional. Desde esta perspectiva, el trastorno bipolar no se entiende como una consecuencia fatídica de la dotación genética, sino más bien como el resultado de una compleja interacción de factores biológicos, psicológicos y sociales influyentes.

Los hallazgos sobre las bases genéticas de los trastornos bipolares no sólo tienen relevancia etiológica, sino también, cada vez más, **terapéutica**. Los planteamientos **iniciales de la investigación farmacogenética** se dirigen a identificar marcadores genéticos que predigan la respuesta a determinados psicofármacos o permitan evaluar el riesgo de efectos adversos. La investigación del riesgo genético también abre perspectivas para mejorar la **detección precoz**, sobre todo en personas con antecedentes familiares de la enfermedad. El objetivo es una prevención y un tratamiento individualizados que tengan en cuenta por igual los factores de riesgo genéticos, biográficos y psicosociales.

En general, está claro que el trastorno bipolar está muy influido genéticamente, sin que sea posible reducirlo a una enfermedad puramente genética. La complejidad del trasfondo genético y su interacción con la historia vital y los factores ambientales requieren una comprensión integradora y transdisciplinar de las causas de la enfermedad que vaya mucho más allá de los simples modelos hereditarios.

3.2 Resumen tabular

Factores genéticos de riesgo de los trastornos bipolares - visión general

Gen / locus génico	Función biológica	Importancia clínica
CACNA1C	Regulación de los canales de calcio dependientes de voltaje	Influye en la excitabilidad neuronal, la liberación de neurotransmisores y la regulación del estado de ánimo.

Gen / locus génico	Función biológica	Importancia clínica
ANK3	Estabilización de los potenciales de acción en los anillos del cordón de Ranvier	Participación en la excitación neuronal y el control de los impulsos
GRIN2B	Componente receptor de glutamato (tipo NMDA)	Modulación de la neurotransmisión excitatoria, funciones cognitivas, reactividad emocional
SLC6A4	Gen transportador de serotonina	Regula la recaptación de serotonina; influye en el estado de ánimo, el control de los impulsos, las tendencias suicidas
DRD2	Receptor de dopamina D2	Participación en sistemas de recompensa, motivación, activación maníaca
RELOJ, ARNTL	Regulación de los ritmos circadianos (reloj interno)	Influencia en los ciclos de sueño-vigilia y en los cambios de humor
BDNF (Factor Neurotrófico Derivado del Cerebro)	Fomento de la plasticidad neuronal, la supervivencia y la diferenciación de las células nerviosas	Influencia en el procesamiento del estrés, la resiliencia afectiva y el rendimiento cognitivo

Gen / locus génico	Función biológica	Importancia clínica
FADS1/FADS2	Metabolismo de los lípidos, fluidez de las membranas	Indirectamente relevante para la señalización neuronal y la regulación de la inflamación
ODZ4	Adhesión celular, estructura sináptica	Función aún no totalmente comprendida, repetidamente asociada al trastorno bipolar.

3. Fundamentos neurobiológicos del trastorno bipolar: estructuras, neurotransmisores y dinámica funcional.

Además de la predisposición genética, los mecanismos neurobiológicos son una clave fundamental para comprender el trastorno bipolar. En las últimas décadas, la investigación neuropsiquiátrica moderna ha utilizado técnicas de imagen, análisis neuroquímicos, estudios electrofisiológicos e intervenciones farmacológicas para obtener una imagen cada vez más detallada de los cambios funcionales y estructurales en el cerebro de las personas con trastorno bipolar. Hoy en día, el trastorno bipolar ya no se considera exclusivamente un trastorno psicodinámico o puramente genético, sino más bien un trastorno complejo del procesamiento neuronal de la información, la regulación de las emociones y la organización circadiana.

El análisis fisiopatológico se centra en zonas específicas del cerebro cuya actividad, conectividad o morfología alteradas se han demostrado repetidamente en procedimientos de imagen. Las estructuras especialmente afectadas son **el córtex prefrontal**, la **amígdala, el giro cingulado,** el **hipocampo** y los **ganglios basales**. El córtex prefrontal interviene de forma significativa en el control de los impulsos, el control emocional, la planificación de acciones y la flexibilidad cognitiva. En las fases depresivas, suele observarse aquí hipoactividad, mientras que en los estados maníacos se observa hiperactividad o patrones de excitación desregulados. La amígdala, como centro de evaluación emocional, se encarga especialmente de procesar los estímulos amenazantes o excitantes. Los estudios sugieren que reacciona de forma hiperreactiva a los estímulos emocionales en los pacientes bipolares, lo que podría explicar tanto la hipersensibilidad depresiva como la irritabilidad maníaca.

La circunvolución cingulada, que se considera el centro de control entre la evaluación afectiva y el control cognitivo, también muestra cambios estructurales y funcionales en el trastorno bipolar. La parte anterior (córtex cingulado anterior) está implicada en la evaluación de las propias acciones, la autopercepción y la regulación de las emociones y muestra patrones de actividad anormales en los trastornos bipolares. Los ganglios basales, tradicionalmente asociados a los procesos motores, también parecen participar en los circuitos de control afectivo -por ejemplo, en el procesamiento de la recompensa y la motivación - y podrían estar implicados en el aumento de la actividad y la desinhibición, sobre todo en las fases maníacas.

Otro ámbito central de la investigación neurobiológica se refiere a los **sistemas neurotransmisores**, es decir, los mensajeros bioquímicos que controlan la excitación y la comunicación neuronal. La atención se centra en las vías **dopaminérgica,**

serotoninérgica, **noradrenérgica** y **glutamatérgica**. En los episodios maníacos, hay pruebas consistentes de una hiperactividad del sistema dopaminérgico -en particular en el sistema mesolímbico de recompensa- que se correlaciona con la típica sensación de euforia, aumento de la energía, fuga de ideas y reducción de la regulación de las necesidades. En las fases depresivas, en cambio, suele haber una desregulación de los sistemas serotoninérgico y noradrenérgico, que se asocia con sentimientos de desesperanza, falta de impulso y reducción de la autoestima. El sistema glutamatérgico, que desempeña un papel importante en la señalización excitatoria y la plasticidad neuronal, también se considera cada vez más un factor que contribuye a la disfunción neuronal.

Estos desequilibrios neuroquímicos también constituyen la base de los **mecanismos de acción de los medicamentos psicotrópicos** utilizados para tratar los trastornos bipolares. El litio, uno de los estabilizadores del estado de ánimo más antiguos y eficaces, influye en la transmisión intracelular de señales, inhibe la hiperexcitabilidad neuronal y modula los mecanismos neuroprotectores. Los anticonvulsivantes como el valproato o la lamotrigina actúan principalmente a través de mecanismos GABAérgicos o glutamatérgicos, mientras que los neurolépticos atípicos modulan múltiples sistemas receptores -incluidos los dopaminérgicos, serotoninérgicos e histaminérgicos- simultáneamente.

Otra área clave de investigación se refiere a **los ritmos circadianos**, es decir, el control de los procesos biológicos por el reloj interno. Numerosas observaciones clínicas indican que las personas con trastorno bipolar son especialmente susceptibles a las alteraciones del ritmo sueño-vigilia. La privación de sueño, el desfase horario, el trabajo por turnos o los cambios estacionales pueden desencadenar episodios afectivos o exacerbar la inestabilidad existente en individuos genéticamente predispuestos. La regulación de hormonas **como la melatonina** (hormona de señalización sueño-vigilia) y **el cortisol** (hormona del estrés) se ve a menudo perturbada, al igual que la expresión de determinados genes circadianos (por ejemplo, *CLOCK, BMAL1, PER*), lo que puede conducir a una desincronización de los procesos neurobiológicos. Desde el punto de vista terapéutico, esta constatación se tiene cada vez más en cuenta a través de **medidas cronoterapéuticas**, como la luminoterapia, la terapia del ritmo social o las intervenciones dirigidas al sueño.

Otro aspecto importante es **la neuroplasticidad**, es decir, la capacidad del cerebro para adaptarse estructural y funcionalmente a las condiciones ambientales, los procesos de aprendizaje y los estados internos. En el trastorno bipolar, hay pruebas de una plasticidad neuronal reducida, sobre todo en zonas del córtex prefrontal y el hipocampo. Estos cambios no sólo se manifiestan en los episodios agudos, sino que a menudo persisten en las fases eutímicas, lo que indica una vulnerabilidad neurobiológica persistente. La menor flexibilidad sináptica podría explicar por qué los afectados reaccionan con especial sensibilidad a los estímulos estresantes y tienen dificultades con el control afectivo y el autocontrol cognitivo. Curiosamente, muchos fármacos estabilizadores del estado de ánimo también afectan a la **expresión de factores neurotróficos**, en particular el factor neurotrófico derivado del cerebro (BDNF), que se considera un marcador de la adaptabilidad neuronal.

En resumen, puede decirse que el trastorno bipolar se basa en una compleja alteración de los equilibrios neurobiológicos. No sólo afecta a regiones cerebrales individuales o a sistemas transmisores, sino que debe entenderse como un trastorno sistémico en el que las redes neuronales, los relojes circadianos, los mensajeros neuroquímicos y las estructuras plásticas interactúan entre sí de forma multidimensional. Esta comprensión integradora no sólo abre nuevas perspectivas para el diagnóstico y la terapia, sino que también permite una visión individualizada de la enfermedad, como una interacción dinámica de susceptibilidad biológica y compensación funcional.

3. Enfoques explicativos psicodinámicos y teóricos del aprendizaje

Aunque los modelos explicativos biológicos desempeñan un papel dominante en la psiquiatría contemporánea, especialmente en el campo de la farmacoterapia y la neurobiología, los conceptos psicodinámicos y de la teoría del aprendizaje siguen teniendo una importancia considerable. No contribuyen de forma competitiva a la explicación del trastorno bipolar en el sentido etiológico estricto, sino que amplían la comprensión para incluir dimensiones individuales, basadas en la experiencia y conductuales. Ambos modelos permiten una comprensión más diferenciada del significado subjetivo de los síntomas psicológicos, del mundo interior de la experiencia de los afectados y de la organización de las relaciones en el proceso terapéutico.

La perspectiva psicodinámica, que se basa en las tradiciones del psicoanálisis clásico, la teoría de las relaciones objetales y la autopsicología, interpreta los episodios maníacos y depresivos como expresión de conflictos internos inconscientes y como resultado de experiencias de relación en la primera infancia. Desde esta perspectiva, la depresión suele entenderse como una reacción a experiencias reales o simbólicas de pérdida, como la pérdida de afecto, seguridad, control o coherencia interior. Estas pérdidas suelen estar profundamente arraigadas en la estructura biográfica y se relacionan con cuestiones centrales como el apego, la autonomía, la autoestima o la culpa. La experiencia depresiva no se interpreta como un estado puramente neuroquímico, sino como un repliegue regresivo hacia una autodevaluación excesiva, un sentimiento de culpa sobrevalorado o un sentimiento interiorizado de fracaso.

El **episodio maníaco**, por otra parte, suele entenderse psicodinámicamente como un "contramovimiento" psicológico a la depresión, una especie de exageración compensatoria del yo para escapar de la amenaza de la impotencia o la desintegración del yo. Desde este punto de vista, la manía no parece ser un auténtico estado afectivo, sino más bien una formación de defensa narcisista que pretende encubrir la conciencia de debilidad, vulnerabilidad o tristeza. Desde esta perspectiva, el aumento de energía, los delirios de grandeza, el impulso de hablar y la sensación de control ilimitado son mecanismos de protección contra un desastre interior de la autoestima . La exageración maníaca sirve de amortiguador psicológico contra el miedo profundo, la soledad o el vacío interior.

Los conceptos psicodinámicos hacen especial hincapié en la importancia de las primeras **relaciones objetales** y los patrones de apego. Las relaciones de apego inseguras, ambivalentes o traumáticamente interrumpidas en la infancia -por ejemplo, debido a negligencia emocional, figuras parentales sobrecargadas o cuidados contradictorios- pueden conducir a autoestructuras inestables en fases posteriores de la vida que oscilan entre estados afectivos polares. El trastorno bipolar se entiende aquí como expresión de una autorregulación afectiva no integrada. Los síntomas no son sólo expresión de una enfermedad, sino también portadores de mensajes psicológicos que pueden descodificarse en el ámbito terapéutico. Por lo tanto, la terapia psicodinámica tiene como objetivo no sólo aliviar los síntomas, sino también trabajar los conflictos inconscientes, promover la integración afectiva y fortalecer el yo a través de una relación terapéutica sostenible.

Los modelos de la teoría del aprendizaje, que han surgido principalmente de la tradición del conductismo y la teoría del aprendizaje social, consideran el desarrollo y el mantenimiento de los síntomas afectivos principalmente como el resultado del condicionamiento, el refuerzo conductual y la vinculación estímulo-respuesta. La atención no se centra en la experiencia inconsciente, sino en el comportamiento observable y su inserción funcional en el contexto de la vida.

Desde la perspectiva de la teoría del aprendizaje, estados afectivos como la hipomanía o la depresión surgen como resultado de **procesos de refuerzo** . Por ejemplo, el comportamiento enérgico, creativo y socialmente ofensivo de las fases hipomaníacas puede recibir una retroalimentación positiva del entorno, por ejemplo a través del éxito profesional, la admiración social o el aumento de la autoeficacia. Esta retroalimentación positiva actúa como un **reforzador** positivo que puede aumentar la probabilidad de que se repitan los estados hipomaníacos, inconsciente o involuntariamente. El alto nivel de actividad también puede experimentarse subjetivamente como un alivio, ya que enmascara autorreflexiones desagradables, contenidos depresivos o tensiones interpersonales.

Por otra parte, las fases depresivas pueden mantenerse mediante **el refuerzo negativo**: Retirarse de situaciones sociales estresantes, evitar responsabilidades o aislarse de las demandas emocionales puede experimentarse como un alivio a corto plazo. Esta reducción a corto plazo de la presión interna y externa tiene un efecto de refuerzo y estabiliza la conducta de evitación, un proceso que contribuye al aislamiento social, la pasividad y la cronicidad a largo plazo.

Los modelos de la teoría del aprendizaje también destacan la importancia **del refuerzo positivo deficiente** en la vida cotidiana de las personas deprimidas. En la fase depresiva, muchos enfermos ya no experimentan ninguna recompensa de la interacción social, las actividades de ocio o las experiencias de rendimiento, un estado que conduce a la llamada "extinción" de la conducta motivada. Desde la perspectiva de la terapia conductual, **la reactivación** selectiva **de experiencias positivas**, el desarrollo de la autoeficacia y la exposición gradual a situaciones previamente evitadas son, por tanto, componentes centrales de la terapia.

Ni la perspectiva psicodinámica ni la teoría del aprendizaje ofrecen una explicación completa de la etiología de los trastornos bipolares en sentido biológico estricto. Más bien, su fuerza reside en iluminar el **aspecto subjetivo, experiencial** e **interaccional** del trastorno. Ambos modelos ofrecen valiosas perspectivas sobre el desarrollo individual de la enfermedad, la contextualización psicosocial de los síntomas y la creación de una alianza terapéutica sostenible. Permiten entender el trastorno bipolar no sólo como un fenómeno neurobiológico, sino también como una **expresión de la historia vital personal**, los conflictos internos y los patrones de reacción aprendidos.

Estos conocimientos son especialmente relevantes en el **apoyo psicoterapéutico** a las personas con trastorno bipolar, por ejemplo, para superar experiencias traumáticas, afrontar rupturas vitales, tratar la ambivalencia e integrar el trastorno en una imagen coherente de sí mismo. El tratamiento integrador, que combina enfoques biológicos, psicodinámicos y de teoría del aprendizaje, abre así la posibilidad de una atención integral y adaptada individualmente.

3. Factores medioambientales y de estilo de vida

El entorno en el que una persona crece y vive desempeña un papel importante en el desarrollo y la manifestación de enfermedades mentales, incluido el trastorno bipolar. Aunque la predisposición genética crea cierta vulnerabilidad, suelen ser necesarios factores desencadenantes para que aparezca una enfermedad . Estos denominados "desencadenantes" incluyen tensiones psicosociales como el estrés crónico, la presión profesional, la inseguridad económica, los conflictos interpersonales o la experiencia de pérdida de control.

Los factores relacionados con el estilo de vida, como la falta de sueño, la estimulación excesiva, el consumo de drogas o las rutinas diarias irregulares, también pueden actuar como desencadenantes o intensificadores de los episodios afectivos. Las personas con trastorno bipolar reaccionan de forma especialmente sensible a las alteraciones del ciclo sueño-vigilia, al consumo excesivo de alcohol o cafeína y a las situaciones que generan un alto nivel de implicación emocional con una falta simultánea de oportunidades para retirarse. La importancia de estos factores externos subraya la necesidad de no considerar los trastornos bipolares de forma aislada como un acontecimiento orgánico cerebral, sino de analizarlos siempre en el contexto del estilo de vida individual y la integración social.

Los estudios también demuestran que un entorno familiar de apoyo, una red social estable y un estilo de vida consciente pueden tener un efecto protector sobre el curso de la enfermedad. Abordar conscientemente las propias necesidades, aprender estrategias de gestión del estrés y la capacidad de autoobservación se consideran factores clave de resiliencia que pueden reducir el riesgo de recaída y mejorar de forma sostenible la calidad de vida.

3. Traumatización en la primera infancia y experiencias vinculares

Las experiencias de la primera infancia tienen un impacto especialmente duradero en el desarrollo psicológico de una persona. Numerosos estudios han demostrado que las experiencias estresantes o traumáticas en los primeros años de vida pueden aumentar significativamente el riesgo de desarrollar trastornos afectivos. En el contexto de los trastornos bipolares, también hay cada vez más pruebas de que la negligencia emocional temprana, el abuso físico o sexual, la pérdida del cuidador principal o los patrones de apego crónicamente inseguros aumentan significativamente la probabilidad de una manifestación posterior del trastorno.

Los patomecanismos por los que la traumatización precoz afecta al equilibrio psicológico a largo plazo son diversos. A nivel neurobiológico, los individuos afectados suelen mostrar cambios en el procesamiento del estrés, en particular en el eje hipotalámico-hipofisario-suprarrenal (eje HPA). Este eje central de control hormonal suele reaccionar de forma hipersensible al estrés en las personas traumatizadas tempranamente, lo que puede provocar un aumento de la liberación de hormonas del estrés, como el cortisol. También se ha demostrado que los cambios estructurales en el sistema límbico, especialmente en la amígdala, el hipocampo y el córtex prefrontal, están asociados a la traumatización temprana.

Además, las experiencias tempranas de apego estresantes influyen en el desarrollo de mecanismos psicológicos básicos de protección. Las relaciones de apego inseguras o ambivalentes en la infancia pueden provocar inestabilidad de la autoestima, una mayor reactividad emocional y una regulación limitada del afecto. Estas características son similares en su manifestación a los síntomas de inestabilidad afectiva observados en los trastornos bipolares. Aunque no puede establecerse una relación causal directa en todos los casos individuales, la probabilidad de que una persona genéticamente predispuesta desarrolle un trastorno afectivo bajo la influencia de una traumatización temprana aumenta considerablemente.

A nivel psicosocial, las experiencias tempranas de apego también tienen un efecto formativo sobre el comportamiento posterior en las relaciones, la resolución de conflictos y la confianza en la propia estabilidad emocional. Las personas que no experimentaron figuras de apego fiables y comprensivas en su infancia tienen más probabilidades de experimentar dificultades para afrontar el estrés emocional, son más propensas a desarrollar estrategias de afrontamiento disfuncionales y son más susceptibles a la desregulación emocional. Estos aspectos pueden influir significativamente en la aparición, la intensidad y el curso de los episodios bipolares y deben tenerse en cuenta en cualquier diagnóstico exhaustivo.

3. Estrés, falta de sueño y acontecimientos vitales como desencadenantes

Aunque la predisposición genética y la constitución neurobiológica constituyen la base de la vulnerabilidad, a menudo son acontecimientos externos específicos los que desencadenan un episodio afectivo en las personas con predisposición bipolar. En este contexto, revisten especial importancia los factores estresantes agudos y crónicos, los trastornos del ritmo circadiano y los acontecimientos vitales significativos. Numerosos estudios prospectivos demuestran que las situaciones de estrés psicológico o físico son capaces de iniciar fases maníacas o depresivas o de intensificar los síntomas existentes.

La influencia de la privación de sueño es especialmente crítica. Incluso una sola noche de privación de sueño o una reducción de la duración del sueño de varios días de duración pueden desencadenar un episodio afectivo en individuos predispuestos. La privación de sueño se considera uno de los desencadenantes experimentales más fiables de los estados maníacos, por lo que se trata con gran precaución en la práctica clínica. Al mismo tiempo, muchos afectados señalan que el inicio de una fase maníaca comienza con una reducción natural de la necesidad de dormir, lo que tiene importancia diagnóstica pero también puede ser difícil de influir terapéuticamente.

Además de la falta de sueño, el desfase horario, el trabajo por turnos, las rutinas diarias irregulares o las fuertes presiones horarias también tienen un impacto negativo en el estado afectivo. La alteración del ritmo circadiano desestabiliza la regulación hormonal y neuroquímica del cerebro y favorece un descarrilamiento afectivo. Esto explica la importancia clínica de la estructura diaria, la regularidad y la higiene del sueño como medidas preventivas del trastorno bipolar.

Además, existen factores psicosociales estresantes como las separaciones, la pérdida de seres queridos, la pérdida del empleo, las demandas crónicas excesivas o las experiencias conflictivas en las relaciones. Los acontecimientos vitales positivos, como el matrimonio, un salto profesional o el nacimiento de un hijo, también pueden desencadenar fases maníacas si la persona está predispuesta a ello. Esta observación aparentemente paradójica pone de relieve que no sólo las experiencias negativas, sino también intensificadoras desde el punto de vista emocional pueden alterar el equilibrio.

La denominada hipótesis estrés-vulnerabilidad describe estas relaciones como una dinámica recíproca: cuanto mayor es la susceptibilidad genética y biológica, menor es la cantidad de estrés necesaria para desencadenar un episodio. A la inversa, una persona con baja vulnerabilidad puede permanecer estable incluso bajo un estrés elevado. Esta perspectiva subraya la necesidad de una terapia holística, que incluya medidas preventivas para reducir el estrés, regular las emociones y promover la resiliencia, además de la medicación y los enfoques psicoterapéuticos.

3.8 Bibliografía (Capítulo 3)

Alloy, L. B., Abramson, L. Y., Walshaw, P. D., Keyser, J. D., Gerstein, R. K., & Urosevic, S. (2009). Sensibilidades del sistema de aproximación conductual y del sistema de inhibición conductual y trastornos del espectro bipolar: Predicción prospectiva de episodios del estado de ánimo bipolar. *Bipolar Disorders, 11*(3), 310-322. https://doi.org/10.1111/j.1399-5618.2009.00700.x

Berk, M., Kapczinski, F., Andreazza, A. C., Dean, O. M., Giorlando, F., Maes, M., ... & Malhi, G. S. (2011). Vías subyacentes a la neuroprogresión en el trastorno bipolar: Enfoque en la inflamación, el estrés oxidativo y los factores neurotróficos. *Neuroscience & Biobehavioural Reviews, 35*(3), 804-817. https://doi.org/10.1016/j.neubiorev.2010.10.001

Biederman, J., Mick, E., Faraone, S. V., & Wozniak, J. (2004). Trastorno bipolar pediátrico: ¿Un diagnóstico válido? *Biological Psychiatry, 56*(7), 524-533. https://doi.org/10.1016/j.biopsych.2004.06.001

Etain, B., Henry, C., Bellivier, F., Mathieu, F., & Leboyer, M. (2008). Más allá de la genética: Trauma afectivo infantil en el trastorno bipolar. *Bipolar Disorders, 10*(8), 867-876. https://doi.org/10.1111/j.1399-5618.2008.00635.x

Goodwin, F. K., & Jamison, K. R. (2007). *Manic-depressive illness: Bipolar disorders and recurrent* depression (2ª ed.). Nueva York, NY: Oxford University Press.

Green, M. J., Cahill, C. M., & Malhi, G. S. (2007). The cognitive and neurophysiological basis of emotion dysregulation in bipolar disorder (Las bases cognitivas y neurofisiológicas de la desregulación de las emociones en el trastorno bipolar). *Journal of Affective Disorders, 103*(1-3), 29-42. https://doi.org/10.1016/j.jad.2007.01.024

McGuffin, P., Rijsdijk, F., Andrew, M., Sham, P., Katz, R., & Cardno, A. (2003). La heredabilidad del trastorno afectivo bipolar y la relación genética con la depresión unipolar. *Archives of General Psychiatry, 60*(5), 497-502. https://doi.org/10.1001/archpsyc.60.5.497

Miklowitz, D. J., y Johnson, S. L. (2006). La psicopatología y el tratamiento del trastorno bipolar. *Annual Review of Clinical Psychology, 2*, 199-235. https://doi.org/10.1146/annurev.clinpsy.2.022305.095332

Post, R. M., & Leverich, G. S. (2006). The role of psychosocial stress in the onset and progression of bipolar disorder and its comorbidities: The need for earlier and alternative modes of therapeutic intervention. *Development and Psychopathology, 18*(4), 1181-1211. https://doi.org/10.1017/S0954579406060573

Soreca, I., Frank, E., & Kupfer, D. J. (2009). Circadian rhythms and the mood switch in bipolar disorder (Los ritmos circadianos y el cambio de humor en el trastorno bipolar). *Dialogues in*

Clinical Neuroscience, 11(3), 273-282.
https://doi.org/10.31887/DCNS.2009.11.3/isoreca

Vieta, E., & Suppes, T. (2008). Bipolar II disorder: Arguments for and against a distinct diagnostic entity (Trastorno bipolar II: argumentos a favor y en contra de una entidad diagnóstica distinta). *Bipolar Disorders, 10*(1 Pt 2), 163-178.
https://doi.org/10.1111/j.1399-5618.2007.00490.x

Capítulo 4: Reconocimiento y diagnóstico

4.1 Primeros signos y síntomas de alerta

El reconocimiento del trastorno bipolar suele comenzar con un largo período de incertidumbre diagnóstica, ya que los síntomas iniciales no suelen ser lo suficientemente específicos como para permitir una clasificación clara del cuadro clínico. El trastorno suele aparecer gradualmente e inicialmente se interpreta como una reacción al estrés externo, un estado de ánimo depresivo o una variante temperamental de la personalidad. En muchos casos, los afectados refieren cambios de humor, fases de desgana interior, trastornos del sueño o una sensación de inquietud interior durante años sin que estos síntomas se reconozcan como parte de un ciclo afectivo.

Entre los posibles signos tempranos se incluyen una mayor sensibilidad al estrés y déficits de sueño, así como irritabilidad episódica, inestabilidad del estado de ánimo o comportamiento impulsivo. En muchos casos, los síntomas afectivos aparecen inicialmente de forma subliminal y sólo se manifiestan más tarde en forma de episodios maníacos o depresivos pronunciados. Distinguir entre la variabilidad psicológica normal del estado de ánimo y los cambios patológicos plantea un reto diagnóstico particular. Sobre todo en la adolescencia y en los primeros años de la edad adulta, cuando suelen aparecer los primeros síntomas, es difícil distinguirlos del desarrollo "normal" de la personalidad.

Los primeros signos de alerta de un episodio maníaco inminente pueden ser un aumento llamativo de la actividad, una abundancia exagerada de ideas , pautas de comportamiento impulsivo, una menor necesidad de dormir y una sobrevaloración acrítica de uno mismo. Por lo general, los afectados no perciben estos estados como dignos de enfermedad, sino que suelen interpretarlos como fases de mayor rendimiento o de especial creatividad. El peligro reside en que son precisamente estas autoatribuciones positivas las que minan la conciencia crítica y retrasan la clarificación profesional.

En cambio, los primeros signos de depresión presentan un cuadro diferente: El vacío interior, la conducta de retraimiento, los sentimientos de inutilidad, el agotamiento crónico y las pérdidas cognitivas son síntomas comunes que a menudo se trivializan o malinterpretan como "agotamiento". Junto con una mayor sensibilidad a los conflictos interpersonales o al estrés psicosocial, esto da lugar a un cuadro clínico complejo que no siempre puede atribuirse claramente a la dinámica bipolar en las primeras fases.

Por lo tanto, una observación diferenciada del proceso afectivo durante un período de tiempo más largo -idealmente con el apoyo de los familiares- es un requisito previo esencial para un diagnóstico precoz y preciso.

4.2 Entrevistas clínicas y de anamnesis

La entrevista diagnóstica constituye la base central del diagnóstico del trastorno bipolar. No sólo requiere conocimientos especializados sobre los síntomas y la evolución de la enfermedad, sino también un alto nivel de sensibilidad comunicativa y la capacidad de reconstruir el proceso afectivo a lo largo de los años . El objetivo de la entrevista no es simplemente identificar los síntomas actuales, sino elaborar un cuadro completo de la dinámica afectiva en un contexto biográfico.

Es especialmente importante diferenciar entre las fases maníaca, hipomaníaca, depresiva y eutímica. A menudo no son los síntomas actuales, sino los episodios pasados con un aumento o disminución notable del estado de ánimo los que indican un trastorno bipolar. El uso específico de directrices diagnósticas, como las entrevistas estructuradas o semiestructuradas como la SCID (Entrevista Clínica Estructurada para los Trastornos DSM), permite un estudio sistemático y contribuye a la objetivación.

Debe prestarse especial atención a la exploración de las fases de la vida en las que se produjeron patrones de comportamiento inusuales o estados emocionales extremos que podrían interpretarse retrospectivamente como hipomaníacos o maníacos. Son de especial interés los indicios de asunción excesiva de riesgos, las decisiones de compra llamativas, el comportamiento promiscuo, el impulso excesivo de hablar o la necesidad de reducir el sueño. En muchos casos, las fases hipomaníacas ocultas sólo pueden revelarse mediante una investigación en profundidad.

La inclusión de factores biográficos, tratamientos psiquiátricos previos, la reacción a los intentos de farmacoterapia y el nivel de funcionamiento social y laboral permiten una evaluación holística. La evaluación diferenciada del insight de la enfermedad también desempeña un papel central, ya que los episodios maníacos pueden ir acompañados de un deterioro significativo de la autorreflexión.

4.3 Evaluación externa por familiares y profesionales

Dado que los enfermos en fases maníacas e hipomaníacas no suelen ser conscientes de su enfermedad o experimentan sus síntomas de forma subjetivamente positiva, la anamnesis complementaria de otras personas cercanas es una parte esencial del diagnóstico. Los compañeros de vida, los padres, los hermanos o los amigos íntimos pueden aportar un valioso contrapeso a la presentación subjetiva, especialmente a la hora de evaluar las anomalías de comportamiento, el descenso del rendimiento o los conflictos en la relación.

La evaluación de personas ajenas permite clasificar mejor los cambios en el comportamiento afectivo, el autocuidado, el comportamiento social o la percepción de la realidad. La anamnesis de terceros también permite documentar las consecuencias típicas de los episodios afectivos -como la pérdida del empleo, los conflictos de pareja o los problemas de endeudamiento-, que pueden ser ignoradas por el propio paciente. La evaluación de estas consecuencias por terceros proporciona información importante sobre la importancia funcional de los síntomas afectivos.

Los especialistas del entorno médico o psicosocial también pueden aportar información relevante para el diagnóstico. Los médicos generalistas, psicólogos o trabajadores sociales que llevan muchos años tratando a pacientes suelen observar cambios sutiles a lo largo de periodos de tiempo más prolongados, que pueden interpretarse acumulativamente como un indicio de trastorno bipolar. Especialmente en entornos multidisciplinares, el intercambio de diferentes perspectivas es una herramienta valiosa para aumentar la validez del diagnóstico.

4.4 Pruebas y escalas psicométricas

Los instrumentos psicométricos han adquirido un papel importante en el diagnóstico moderno de las enfermedades mentales, sobre todo en lo que respecta a la evaluación estandarizada de los síntomas, la evaluación objetiva de la gravedad y la observación de la evolución en condiciones terapéuticas. También tienen una importante función de apoyo en el diagnóstico de los trastornos bipolares, aunque no pueden sustituir a la evaluación clínica realizada por profesionales experimentados, sino complementarla. Su uso es especialmente útil en los casos en que los síntomas afectivos son difusos, difíciles de captar retrospectivamente o difíciles de categorizar debido a distorsiones subjetivas.

El trastorno bipolar plantea un reto diagnóstico particular, ya que sus síntomas no suelen desarrollarse plenamente hasta pasado un largo periodo de tiempo y la ciclicidad afectiva no siempre es reconocible en la entrevista inicial. En este caso, los métodos psicométricos que utilizan preguntas estructuradas pueden ayudar a detectar indicios sutiles de estados maníacos, hipomaníacos o mixtos que, de otro modo, pasarían fácilmente desapercibidos, especialmente si el paciente no experimenta episodios hipomaníacos que requieran tratamiento o si los síntomas depresivos dominan el cuadro clínico.

Una herramienta de cribado probada en este contexto es el **Cuestionario de Trastornos del Estado de Ánimo (MDQ)**, un cuestionario de autoevaluación desarrollado a partir de los síntomas maníacos e hipomaníacos típicos. El MDQ pregunta retrospectivamente sobre la presencia de síntomas característicos como un mayor deseo de hablar, una menor necesidad de dormir, una excesiva autoconfianza o un comportamiento arriesgado. También registra si estos síntomas se produjeron simultáneamente y provocaron una restricción en la vida cotidiana, dos criterios cruciales para diferenciar los episodios hipomaníacos de las meras características temperamentales. Especialmente en el ámbito de la atención primaria, donde a menudo no es posible realizar una historia psiquiátrica diferenciada, el MDQ puede proporcionar una indicación inicial de un posible trastorno afectivo bipolar como instrumento de bajo umbral.

Existen instrumentos de evaluación externos validados para realizar una evaluación diagnóstica adicional y un seguimiento diferenciado de los síntomas a lo largo de la enfermedad. **La Young Mania Rating Scale (YMRS)** es el instrumento internacional más utilizado para la evaluación cuantitativa de los síntomas maníacos. Se basa en una entrevista estructurada y evalúa no sólo las características conductuales objetivables -como la actividad motora o el impulso de hablar-, sino también las evaluaciones subjetivas de los pensamientos acelerados, el comportamiento del sueño y el exceso de confianza. Debido a su forma semiestructurada, ofrece tanto una medida de la gravedad de los síntomas como un instrumento para el seguimiento estandarizado de la evolución.

Existen varios métodos establecidos para el lado depresivo del espectro afectivo. **La Escala de Calificación de la Depresión de Hamilton (HAM-D**) es un instrumento de entrevista clínica que registra tanto los síntomas somáticos como los cognitivos y emocionales de la depresión. Es especialmente adecuado para su uso en contextos psiquiátricos o clínico-terapéuticos con personal bien formado. **El Inventario de Depresión de Beck (BDI)** puede utilizarse como alternativa o complemento - es un procedimiento de autoevaluación que registra la calidad subjetiva de la experiencia en fases depresivas y se utiliza ampliamente en la práctica ambulatoria y psicoterapéutica en particular.

También existen instrumentos especiales para registrar la ciclicidad afectiva o para diferenciar entre cursos unipolares y bipolares. Entre ellos se encuentran la **Hypomania Checklist (HCL-32)**, desarrollada especialmente para la evaluación retrospectiva de las fases hipomaníacas, o la **Altman Self-Rating Mania Scale (ASRM)**, que se centra en la autopercepción de los síntomas maníacos.

El uso de métodos psicométricos ofrece una serie de ventajas clínicas. Permiten un **registro estandarizado, comparable y reproducible de los** síntomas que puede documentarse independientemente de las evaluaciones individuales y objetivarse a lo largo del tratamiento. Son especialmente útiles para **evaluar los efectos terapéuticos**, comprobar los patrones de recaída, reconocer los síntomas residuales en la fase de remisión y **controlar el progreso de las intervenciones farmacológicas o psicoterapéuticas**. También facilitan la comunicación al proporcionar información cuantificable cuando se elaboran planes de tratamiento interdisciplinarios, por ejemplo en el contexto de la atención hospitalaria o de equipos multiprofesionales.

Sin embargo, la validez de los métodos psicométricos **depende siempre del contexto**. Su validez y fiabilidad están limitadas por la capacidad de autorreflexión de los afectados, los posibles efectos de deseabilidad social, las distorsiones cognitivas y los factores culturales. Tampoco pueden sustituir a la intuición clínica, al análisis biográfico en profundidad o a la exploración psicopatológica diferenciada. Más bien se requiere una **interpretación**

integradora que sitúe los resultados psicométricos en el contexto global de la historia clínica del paciente, su situación vital actual y su dinámica interpersonal.

En general, los instrumentos psicométricos son una valiosa herramienta diagnóstica y terapéutica que -cuando se utiliza correctamente y se reflexiona críticamente sobre ella- puede ayudar a reconocer antes los trastornos bipolares, clasificarlos con mayor precisión y tratarlos de forma más específica. Su fuerza reside en su objetivación y estandarización, su debilidad en la necesidad de contextualización. Un manejo experimentado y un enfoque sensible a los límites individuales de su valor informativo son requisitos indispensables para el éxito de su uso clínico.

4.5 Procedimientos de imagen y neurofisiológicos

Las técnicas modernas de diagnóstico por imagen han revolucionado la investigación psiquiátrica en las dos últimas décadas y en la actualidad proporcionan profundos conocimientos sobre los correlatos funcionales, estructurales y metabólicos de las enfermedades mentales. Aunque **actualmente no** representan **un método de diagnóstico independiente para el trastorno bipolar**, han contribuido significativamente a ampliar la comprensión neurobiológica de la enfermedad y a diferenciar hipótesis sobre los mecanismos fisiopatológicos subyacentes. En la práctica clínica, las técnicas de imagen se utilizan principalmente para descartar daños cerebrales estructurales o causas orgánicas de los síntomas afectivos; su uso en el diagnóstico específico del trastorno bipolar se ha reservado hasta ahora para fines de investigación.

La resonancia magnética funcional (RMf) se ha consolidado como uno de los instrumentos clave para analizar patrones de actividad neuronal en tiempo real. Mide los cambios en la saturación de oxígeno en la sangre como medida indirecta de la actividad neuronal en zonas específicas del cerebro. Los estudios con pacientes bipolares muestran repetidamente cambios en las redes asociadas a la **regulación de las emociones, el control de los impulsos y el juicio cognitivo**. En particular, se observan patrones de actividad disfuncionales en el **córtex prefrontal ventromedial (vmPFC)**, un área muy implicada en la evaluación de los estímulos emocionales, la integración de la información social y la regulación de las cogniciones relacionadas con uno mismo. En las fases depresivas, suele observarse aquí hipoactividad, mientras que en los estados maníacos tienden a observarse patrones hiperactivos.

Otro hallazgo se refiere a la **amígdala**, que se considera el centro neuronal central para procesar el miedo, la excitación y la relevancia emocional. En el trastorno bipolar, hay indicios de sobreactivación de la amígdala tanto en estados depresivos como maníacos, sobre todo en respuesta a estímulos emocionales. Esta sobreexcitación podría explicar la irritabilidad emocional, la labilidad afectiva y los patrones de comportamiento impulsivo de muchos enfermos. Igualmente importante es la **corteza cingulada anterior (ACC)**, que actúa como puente entre las redes límbicas y cognitivas. Muestra conectividad funcional reducida con las regiones prefrontales en el trastorno bipolar, lo que indica un deterioro de la integración afecto-cognición.

La resonancia magnética estructural (sMRI) permite visualizar el cerebro en alta resolución y proporciona información sobre cambios de volumen, grosor cortical o cambios estructurales subcorticales. Los exámenes muestran a veces volúmenes reducidos en el **hipocampo**, en el **cuerpo calloso** y en ciertas zonas de la **corteza prefrontal**. Estos hallazgos no son consistentes en todos los estudios, pero indican posibles correlatos neuroanatómicos de la desregulación afectiva. Si se trata de cambios causantes o relacionados con la enfermedad -por ejemplo, como resultado de episodios repetidos o de la influencia de drogas- es el tema de los actuales estudios a largo plazo.

Otros métodos, como el **electroencefalograma (EEG), la magnetoencefalografía (MEG**) y **la tomografía por emisión de positrones (PET),** ofrecen información adicional sobre la dinámica eléctrica y metabólica del cerebro. Mientras que el EEG y la MEG sirven sobre todo para analizar los estados de excitación y los patrones de actividad cortical -por ejemplo, para diferenciar entre estados maníacos y patrones de actividad epileptiformes-, la PET permite visualizar el metabolismo cerebral y la función de los neurotransmisores. Pueden utilizarse trazadores específicos para analizar la distribución de receptores y el recambio de neurotransmisores en el sistema dopaminérgico, serotoninérgico o glutamatérgico, sistemas que se sabe que están patológicamente alterados en el trastorno bipolar.

Un campo prometedor es la investigación de la **conectividad funcional**, es decir, la cuestión de cómo interactúan entre sí las distintas áreas cerebrales en los estados afectivos. Las anomalías en la integración de redes, en particular entre estructuras límbicas y nodos prefrontales, se consideran biomarcadores potenciales de desregulación afectiva. Estos cambios en la red también pueden detectarse en **fases eutímicas**, lo que indica una

vulnerabilidad neurofuncional persistente que no sólo depende del episodio, sino que posiblemente también es premórbida.

Aunque estas técnicas de imagen todavía no se han **utilizado de forma rutinaria en el diagnóstico inicial** de los trastornos bipolares, cada vez son más importantes en la investigación sobre la **subtipificación** y la **planificación individualizada del tratamiento**. Se está trabajando intensamente para identificar marcadores de imagen que permitan un pronóstico diferenciado, por ejemplo para predecir recaídas, diferenciar entre trastorno bipolar I y bipolar II o evaluar los efectos de la medicación. En combinación con datos genéticos, clínicos y psicométricos, las técnicas de imagen podrían desempeñar un papel central en la **psiquiatría personalizada de base biológica** del futuro.

Un objetivo clave en este sentido es el desarrollo de **biomarcadores multimodales** que permitan obtener un perfil diferenciado y personalizado de la enfermedad basado en información estructural, funcional y metabólica. Esto no sólo mejoraría el diagnóstico, sino que también aumentaría la eficacia de los tratamientos al permitir que las estrategias terapéuticas se adapten más específicamente a los subtipos neurobiológicos.

4.6 Retos diagnósticos para enfermedades primarias y subtipos

A pesar de todos los avances en el diagnóstico psiquiátrico, el diagnóstico inicial del trastorno bipolar sigue siendo una tarea difícil. La mayoría de las enfermedades bipolares comienzan con un episodio depresivo, que clínicamente es casi indistinguible de la depresión unipolar. La ausencia de episodios hipomaníacos tempranos, la baja autopercepción de los síntomas maníacos y el amplio espectro de posibles subtipos conducen a menudo a una fase de diagnóstico erróneo que dura años.

La diferenciación es especialmente compleja en el caso de los trastornos bipolares II, los cursos ciclotímicos y los cuadros atípicos. Los estados mixtos o los ciclos rápidos también suelen eludir la lógica diagnóstica clásica, ya que no se ajustan a los umbrales diagnósticos definidos. Otro reto lo plantean los trastornos comórbidos como el TDAH, el trastorno límite de la personalidad o el abuso de sustancias, que pueden solaparse o modificar los síntomas afectivos.

Un diagnóstico preciso no sólo es crucial para la selección de la forma adecuada de terapia, sino que también influye en la comprensión subjetiva de la enfermedad por parte de los afectados, su cumplimiento, la evaluación del pronóstico y el reconocimiento en virtud de la legislación social. Requiere paciencia, experiencia, una cultura abierta de diálogo y, por último, pero no por ello menos importante, la voluntad de reexaminar constantemente las hipótesis diagnósticas.

4.7 Bibliografía (Capítulo 4)

Asociación Americana de Psiquiatría. (2013). *Manual diagnóstico y estadístico de los trastornos mentales* (5ª ed.). Washington, DC: American Psychiatric Publishing.

Angst, J., y Sellaro, R. (2000). Perspectivas históricas e historia natural del trastorno bipolar. *Biological Psychiatry, 48*(6), 445-457. https://doi.org/10.1016/S0006-3223(00)00909-4

Bauer, M., Pfennig, A., Severus, E., Whybrow, P. C., Angst, J., & Möller, H. J. (2013). World Federation of Societies of Biological Psychiatry (WFSBP) guidelines for biological treatment of unipolar depressive disorders: Part 1. *World Journal of Biological Psychiatry, 14*(5), 334-385. https://doi.org/10.3109/15622975.2013.804195

Fountoulakis, K. N., Yatham, L. N., Grunze, H., & Vieta, E. (2016). Tratamiento del trastorno bipolar: Una revisión sistemática de los datos disponibles y perspectivas clínicas. *Revista Internacional de Neuropsicofarmacología, 19*(5), pyw018. https://doi.org/10.1093/ijnp/pyw018

Goodwin, F. K., & Jamison, K. R. (2007). *Manic-depressive illness: Bipolar disorders and recurrent* depression (2ª ed.). Nueva York, NY: Oxford University Press.

Hirschfeld, R. M. A., Williams, J. B. W., Spitzer, R. L., Calabrese, J. R., Flynn, L., Keck, P. E., ... & Zajecka, J. (2000). Development and validation of a screening instrument for bipolar spectrum disorder: The Mood Disorder Questionnaire. *The American Journal of Psychiatry, 157*(11), 1873-1875. https://doi.org/10.1176/appi.ajp.157.11.1873

Kapczinski, F., Dias, V. V., Kauer-Sant'Anna, M., Frey, B. N., Grassi-Oliveira, R., Colom, F., & Berk, M. (2009). Implicaciones clínicas de un modelo de estadificación para los trastornos bipolares. *Expert Review of Neurotherapeutics, 9*(7), 957-966. https://doi.org/10.1586/ern.09.55

Malhi, G. S., Ivanovski, B., Hadzi-Pavlovic, D., Mitchell, P. B., Vieta, E., & Sachdev, P. (2007). Neuropsychological deficits and functional impairment in bipolar depression, hypomania and euthymia. *Bipolar Disorders, 9*(1-2), 114-125. https://doi.org/10.1111/j.1399-5618.2007.00333.x

Phillips, M. L., & Swartz, H. A. (2014). A critical appraisal of neuroimaging studies of bipolar disorder: Toward a new conceptualisation of underlying neural circuitry and a road map for future research. *American Journal of Psychiatry, 171*(8), 829-843. https://doi.org/10.1176/appi.ajp.2014.13081008

Scott, J., & Meyer, T. D. (2002). Clinical evaluation of prospective and retrospective measures of bipolar disorder (Evaluación clínica de medidas prospectivas y retrospectivas del trastorno bipolar). *Bipolar Disorders, 4*(5), 343-349. https://doi.org/10.1034/j.1399-5618.2002.01167.x

Young, R. C., Biggs, J. T., Ziegler, V. E., & Meyer, D. A. (1978). A rating scale for mania: Reliability, validity and sensitivity. *The British Journal of Psychiatry, 133*(5), 429-435. https://doi.org/10.1192/bjp.133.5.429

Capítulo 5: Evolución histórica de la enfermedad, fases y pronóstico

5.1 Fase prodrómica y manifestación inicial

En muchos casos, el trastorno bipolar no comienza con la aparición repentina de un estado afectivo excepcional, sino con un cambio gradual del equilibrio emocional, que suele ser difícil de precisar retrospectivamente. En la llamada fase prodrómica -una especie de etapa precursora- se manifiestan las primeras anormalidades sutiles en la experiencia y el comportamiento, pero ni los afectados ni su entorno social las reconocen como expresión de un trastorno mental en desarrollo. Estos cambios suelen ser inespecíficos y varían mucho en intensidad, duración y significado subjetivo.

Los síntomas que se mencionan con frecuencia en esta fase temprana son una mayor reactividad emocional, una mayor irritabilidad, un ritmo día-noche inestable, tensión notable, problemas de concentración o una disminución del rendimiento en el trabajo o en la universidad. Algunos afectados refieren un sentimiento de alienación interior, un temor vago a perder el control o un aplanamiento notable de la respuesta emocional a los estímulos ambientales. Otros describen una tendencia creciente al comportamiento impulsivo, una mayor necesidad de estimulación o una inquietud difusa que ellos mismos son incapaces de clasificar.

La transición de la fase prodrómica a la manifestación inicial propiamente dicha es fluida. En muchos casos, se desarrolla primero un episodio depresivo, que a menudo es entendido por los afectados como una reacción al estrés externo y, por tanto, no se interpreta como expresión de un trastorno afectivo. En la práctica clínica, el episodio depresivo inicial suele conducir a un diagnóstico de depresión unipolar, lo que retrasa una planificación profiláctica y terapéutica adecuada. Los episodios hipomaníacos, que posteriormente podrían clasificarse como parte del espectro bipolar, a menudo pasan desapercibidos o se malinterpretan como idiosincrasias temperamentales. Sólo cuando se produce un primer episodio maníaco pronunciado -a menudo acompañado de pérdida de la realidad, descarrilamiento social o comportamiento que requiere hospitalización- se establece claramente el diagnóstico de trastorno bipolar.

Para muchos pacientes, la manifestación inicial tiene un impacto formativo en su biografía. De repente se enfrentan a un diagnóstico psiquiátrico grave que no sólo cambia su situación vital actual, sino que también influye profundamente en su perspectiva sobre su propia identidad, futuro y autonomía. El miedo, la vergüenza, los sentimientos de culpa o la resistencia al diagnóstico son reacciones emocionales frecuentes que requieren un cuidadoso apoyo terapéutico. El entorno social también se enfrenta a grandes retos durante esta fase, ya que a menudo se ve desbordado, inquieto o confrontado con sus propios miedos.

5.2 Episodios depresivos y maníacos agudos

El episodio depresivo en el contexto del trastorno bipolar es similar a la depresión unipolar en muchos aspectos, pero difiere en ciertas características cualitativas y cuantitativas. Los síntomas clásicos incluyen un estado de ánimo deprimido, anhedonia, una disminución significativa del impulso, enlentecimiento cognitivo, problemas de concentración, sentimientos de culpa, trastornos del sueño, cambios en el apetito, pensamientos suicidas y molestias psicosomáticas. Sin embargo, la depresión bipolar suele caracterizarse por una mayor inestabilidad afectiva, la aparición frecuente de rasgos psicóticos, una mayor afectación vegetativa y un grado pronunciado de inquietud interior o depresividad agitada.

El episodio maníaco, por su parte, es la contrapartida afectiva: Se caracteriza por un estado de ánimo anormalmente elevado o irritable, un marcado aumento del impulso, una menor necesidad de dormir, una locuacidad excesiva, un torrente de ideas, una autoestima exagerada y un comportamiento arriesgado. Los afectados suelen mostrar una mayor preocupación por los planes grandiosos, una tendencia a gastar dinero en exceso, un comportamiento sexual impulsivo o inversiones arriesgadas. En los casos graves, aparecen síntomas psicóticos, como delirios de grandeza, ideas de persecución o la sensación de estar en contacto directo con poderes sobrenaturales. La realidad se percibe de forma distorsionada y el propio comportamiento de la persona afectada parece lógico o incluso necesario, por lo que no suele ser posible una autoevaluación crítica.

El peligro potencial de las fases maníacas no sólo reside en las autolesiones por impulsividad y desinhibición, sino también en la desintegración social. En los estados maníacos pueden romperse las relaciones, peligrar los medios de vida profesionales y surgir problemas legales. El episodio maníaco suele desarrollarse más rápidamente que el episodio depresivo, pero a menudo es más dramático en su intensidad y en muchos casos requiere tratamiento hospitalario.

El episodio hipomaníaco es una forma debilitada de manía. Se caracteriza por un aumento del estado de ánimo y de la actividad, pero sin síntomas psicóticos ni deterioro social significativo. Muchos afectados no perciben estos estados como patológicos, sino más bien como agradables, potenciadores del rendimiento o revitalizadores. En las profesiones creativas o intelectuales, en particular, la hipomanía se percibe a veces como una fase productiva. Sin embargo, esta positividad subjetiva alberga el riesgo de que se pase por alto la naturaleza patológica del episodio y se inicien demasiado tarde las intervenciones terapéuticas.

5.3 Fases intermedias y periodos de remisión

Entre los episodios afectivos, muchos afectados experimentan fases de estabilidad emocional, que se denominan períodos de remisión. Durante este tiempo, los síntomas se reducen significativamente o retroceden por completo. Estos intervalos eutímicos representan una importante fase de recuperación para los pacientes, durante la cual pueden reorganizar su vida cotidiana, retomar sus funciones sociales o profesionales y reflexionar críticamente sobre su trayectoria anterior.

La duración de estas fases estables varía considerablemente. Algunos sólo experimentan episodios esporádicos con largos intervalos libres de síntomas durante muchos años, mientras que otros entran en una nueva fase afectiva al cabo de pocas semanas. La estabilidad de estos periodos de remisión en depende de numerosos factores, como la predisposición genética, los niveles de estrés, la adherencia a la medicación, el estilo de vida, la socialización y el apoyo terapéutico.

En las fases de remisión, sin embargo, muchos afectados experimentan los llamados síntomas residuales. Estos incluyen una sutil reducción del impulso, menor capacidad de recuperación, ligeros cambios de humor, trastornos del sueño o depresión emocional. Estos síntomas suelen perjudicar la calidad de vida y el funcionamiento psicosocial, aunque no alcancen el umbral de un episodio clínico. El peligro es que estas molestias subsindromales pueden evolucionar gradualmente hasta convertirse en un nuevo episodio si no se toman medidas terapéuticas a tiempo.

Un objetivo terapéutico central durante la remisión es, por tanto, no sólo mantener la estabilidad, sino también establecer la autoobservación emocional, aprender a prevenir las recaídas y practicar estructuras vitales estabilizadoras. Esta fase a menudo determina si se puede lograr el control de la enfermedad y la calidad de vida a largo plazo.

5.4 Cronicidad y deficiencias funcionales

Un modelo de tratamiento integrador que combine enfoques médicos, psicoterapéuticos, de trabajo social y de rehabilitación es especialmente importante en esta fase para abordar adecuadamente los complejos problemas del trastorno bipolar crónico. El reto no es sólo perseguir el control sintomático, sino contrarrestar las limitaciones funcionales de forma específica y abrir vías para que los pacientes se reintegren en la sociedad. En primer lugar, a nivel médico, la farmacoterapia debe iniciarse lo antes posible y someterse a un seguimiento continuo para minimizar el riesgo de nuevos episodios. La elección de la medicación debe adaptarse individualmente al perfil de efectos secundarios y a la tolerancia cognitiva, ya que un deterioro de la cognición inducido por el fármaco puede dificultar considerablemente el curso de la terapia.

El apoyo psicoterapéutico debe proporcionarse a varios niveles: Los elementos psicoeducativos son esenciales para proporcionar una comprensión más profunda del trastorno, prevenir las recaídas y promover la adherencia a la terapia. Al mismo tiempo, la terapia cognitivo-conductual, las terapias interpersonales y de ritmo social y los métodos basados en la atención plena deben utilizarse para reforzar la estabilidad psicológica, romper con los patrones de pensamiento disfuncionales y mejorar la regulación de las emociones. Un objetivo clave es promover el afrontamiento subjetivo de la enfermedad y permitir la autogestión activa por parte de los afectados. En particular, el fomento de la autonomía, la autoeficacia y las perspectivas de futuro ha demostrado ser fundamental para la calidad de vida a largo plazo.

A nivel de trabajo social, es crucial activar los recursos del entorno del paciente y estabilizar o reconstruir las redes sociales. Esto puede incluir el apoyo en la búsqueda de alojamiento, la liquidación de deudas, la reinserción profesional o el contacto con grupos de autoayuda . Debe prestarse especial atención al apoyo a la reincorporación al mercado laboral, por ejemplo mediante programas graduados de reincorporación, medidas de rehabilitación profesional y la creación de modelos de trabajo adaptados individualmente. Igualmente importante es el asesoramiento jurídico-social, por ejemplo en relación con los derechos a prestaciones o los derechos de protección en el lugar de trabajo.

Las medidas de rehabilitación desempeñan un papel fundamental en el restablecimiento de la participación y la independencia. Abarcan desde programas de terapia ocupacional para fomentar las habilidades prácticas de la vida diaria hasta formación neuropsicológica para mejorar las funciones cognitivas. Además, la resiliencia psicológica debe reforzarse de forma específica, por ejemplo mediante formas creativas de terapia, métodos orientados al cuerpo o trabajo sobre objetivos y valores vitales. Los modelos de apoyo entre iguales, en los que antiguos afectados actúan como consejeros formados, también han demostrado ser extremadamente eficaces en esta fase, ya que pueden proporcionar esperanza y modelos de conducta para un posible camino hacia la recuperación.

De cara al futuro, es esencial seguir desarrollando el modelo de atención para los trastornos bipolares crónicos. Debe optimizarse la interconexión de los servicios ambulatorios, de clínica de día y de hospitalización, así como la cooperación interprofesional de todos los grupos profesionales implicados. Las plataformas digitales podrían asumir aquí una función de puente y contribuir tanto a la coordinación de la asistencia como al apoyo a la autoayuda. A largo plazo, solo un enfoque sistémico que no considere la salud mental de forma aislada, sino en el contexto social, laboral y social , podrá superar eficazmente los complejos retos de la cronicidad y allanar el camino hacia una participación sostenible.

5.5 Evolución a largo plazo y consecuencias psicosociales

A pesar de las intensas investigaciones, todavía no es posible describir el curso a largo plazo de los trastornos bipolares según un patrón generalizable, ya que varía mucho de un individuo a otro y se caracteriza por numerosos factores biopsicosociales influyentes. La predisposición genética, las características neurobiológicas, la estructura de la personalidad, las enfermedades mentales o somáticas comórbidas, el entorno social y familiar, el diagnóstico precoz y adecuado y el acceso a un tratamiento continuado y de calidad influyen decisivamente en el pronóstico. Mientras que algunos de los afectados sólo experimentan unos pocos episodios a lo largo de su vida, que se ven interrumpidos por periodos prolongados y estables de remisión, otros tienen un curso mucho menos favorable, con una elevada frecuencia de episodios, síntomas intensos y una recuperación interepisódica insuficiente. La situación es especialmente compleja en los llamados ciclos rápidos, en los que se producen al menos cuatro episodios afectivos en un año, a menudo con intervalos libres de síntomas cortos y altos niveles de estrés para los afectados.

Las consecuencias psicosociales a largo plazo de padecer un trastorno bipolar durante muchos años pueden ser trascendentales y profundas. En el trabajo, no son infrecuentes las incapacidades laborales repetidas, los cambios bruscos de puesto, la pérdida de identidad profesional o incluso el abandono definitivo de la vida laboral. Estas rupturas en la biografía profesional no sólo afectan al sustento económico, sino también a la autoestima y al sentimiento de integración social. Las relaciones familiares y de pareja también suelen estar bajo presión debido a los cambios de humor recurrentes, la pérdida de confianza, la carga de las intervenciones de crisis y las separaciones relacionadas con la hospitalización. A largo plazo, esto puede conducir a la erosión de los lazos familiares y al aumento de la soledad.

En muchos casos, la combinación de una capacidad limitada para obtener ingresos, unas relaciones sociales perturbadas y un aislamiento exacerbado por la estigmatización conduce a dificultades económicas. La inestabilidad financiera, la pérdida de la vivienda, el endeudamiento o la dependencia de las ayudas sociales son posibles consecuencias. En trayectorias vitales especialmente difíciles, también puede producirse la marginación social, con una creciente desaparición de los afectados de la vida pública y su permanencia en un estado de invisibilidad social. Al mismo tiempo, sin embargo, no debe pasarse por alto que muchos pacientes también tienen experiencias de desarrollo positivas al enfrentarse a su trastorno bipolar a pesar de la gravedad de su enfermedad. Entre ellas se incluyen una imagen más nítida de sí mismos, una experiencia más profunda de los matices emocionales, la reflexión consciente sobre cuestiones existenciales y el desarrollo de una mayor resiliencia psicológica. Es precisamente esta ambivalencia en el curso a largo plazo -entre la desintegración y el crecimiento personal- lo que pone de relieve la necesidad de un apoyo psicosocial individualizado y holístico.

Este apoyo debe ir más allá del tratamiento puramente centrado en los síntomas y aspirar a reconocer la subjetividad, la biografía y los recursos de los afectados. No se trata sólo de estabilizar el estado clínico, sino sobre todo de devolver el sentido a la vida, la autonomía personal y el sentimiento de autoeficacia. Las medidas deben ser variadas y coordinadas. Los programas de integración laboral que tienen en cuenta las capacidades específicas y los límites de estrés de los pacientes permiten una vuelta gradual a la vida laboral. Esto puede adoptar la forma de empleo protegido, soluciones a tiempo parcial o reciclaje profesional personalizado. Igualmente importante es el fomento de la participación social, por ejemplo mediante actividades de ocio, proyectos orientados a la comunidad o vínculos con actividades culturales que permitan retomar las relaciones sociales y refuercen el sentimiento de pertenencia.

Las intervenciones de terapia de pareja y familiar contribuyen decisivamente a hacer frente al estrés comunicativo y emocional en el entorno cercano. Ayudan a promover la comprensión mutua, a reconocer los primeros signos de alarma y a desarrollar conjuntamente estrategias de afrontamiento viables. Además, deben reforzarse sistemáticamente los recursos personales, ya sea mediante el trabajo psicoterapéutico sobre los objetivos vitales, mediante formas creativas de expresión como la música o el arte, mediante prácticas espirituales o desarrollando nuevas perspectivas vitales.

Hay que destacar especialmente el papel de los grupos de apoyo entre iguales y las iniciativas de autoayuda. Estos ofrecen un espacio protegido en el que compartir experiencias abiertamente, experimentar la normalidad y encontrar nuevas esperanzas. Compartir experiencias con personas que han pasado por crisis similares y han encontrado formas de estabilizarse suele tener un efecto más motivador y auténtico que los contenidos mediados por profesionales. Estos grupos pueden ayudar a desarrollar una imagen positiva de uno mismo más allá del diagnóstico, asumir la responsabilidad de la propia vida y crear un sentimiento de autoeficacia colectiva.

De cara al futuro, la atención psicosocial de los trastornos bipolares no debe considerarse una medida complementaria, sino parte integrante de un enfoque terapéutico global centrado en la persona. La cooperación interdisciplinaria entre los actores psiquiátricos, psicoterapéuticos, sociopedagógicos y orientados a la comunidad constituye la base para ello. Sólo a través de este enfoque multiperspectivo y en red puede hacerse posible a largo plazo una vida con dignidad, autonomía y participación social, incluso en el caso de trastornos bipolares crónicos.

5.6 Tasas de recaída y pronóstico de recidiva

El trastorno bipolar, aunque se manifiesta en episodios maníacos y depresivos individuales y claramente definibles, es en su totalidad una enfermedad crónica recidivante, cuyo curso se prolonga en muchos casos durante décadas. Esta cronicidad se manifiesta no sólo en la recurrencia potencial de los episodios afectivos, sino también en una vulnerabilidad permanentemente aumentada a los factores estresantes, una mayor sensibilidad a los desencadenantes emocionales, sociales o biológicos y una necesidad continua de apoyo terapéutico. Sin ningún tratamiento, la tasa de recaída tras un primer episodio es de casi el noventa por ciento en los primeros cinco años, lo que subraya la importancia fundamental de una terapia precoz y constante. Sin embargo, incluso con una profilaxis farmacológica continua en combinación con apoyo psicoterapéutico, sigue existiendo un riesgo residual de nuevos episodios, que depende especialmente del perfil de riesgo individual de los afectados.

El riesgo de recurrencia es especialmente elevado en personas que ya han tenido una alta frecuencia de episodios en el pasado. La denominada hipótesis Kindling sugiere que los episodios anteriores han creado vías neuronales que hacen más probables los episodios futuros. Las comorbilidades, especialmente en forma de trastornos de ansiedad, trastornos por consumo de sustancias o trastornos de la personalidad, aumentan aún más esta susceptibilidad y dificultan considerablemente no sólo el diagnóstico, sino también el manejo terapéutico. Las condiciones de vida social inestables -como el desempleo, las rupturas sentimentales, la inseguridad en la vivienda o la falta de apoyo social- actúan como factores de estrés crónico que favorecen la recurrencia de los síntomas. La falta de comprensión de la enfermedad, especialmente frecuente en los episodios maníacos, es otro riesgo clave, ya que a menudo se asocia con la interrupción del tratamiento, el rechazo de la medicación y una gestión inadecuada de las crisis.

Un factor especialmente crítico en el tratamiento a largo plazo es la interrupción no autorizada de la medicación. La interrupción brusca y no coordinada del tratamiento farmacológico -por ejemplo, por miedo a los efectos secundarios, por mejoría subjetiva o bajo la impresión de control externo- puede provocar una rápida reaparición de los síntomas afectivos. Este riesgo es especialmente pronunciado con el litio, que se considera el patrón oro en la profilaxis de las fases. Los estudios muestran que la interrupción brusca del litio no sólo aumenta significativamente el riesgo de recurrencia, sino que también puede intensificar la gravedad de los episodios posteriores. Por lo tanto, si es necesario ajustar la medicación, es esencial una reducción lenta de la dosis bajo supervisión terapéutica.

El pronóstico en cuanto a la prevención de recaídas mejora significativamente si los pacientes aprenden a reconocer a tiempo sus señales individuales de alerta temprana y responden a ellas adecuadamente. Por lo general, se trata de cambios en los patrones de sueño, en particular dificultad para conciliar el sueño o dormir toda la noche, aumento de la irritabilidad, sensación subjetiva de inquietud interior o energía inusual, aumento repentino de las actividades sin una causa externa reconocible y cierto contenido cognitivo, como ideas de grandeza, pesimismo o planificación intensiva del futuro. Estos signos precoces varían mucho de una persona a otra, por lo que la elaboración de un perfil individual de signos precoces es un componente central de la psicoeducación y la autogestión a largo plazo. Una intervención precoz -ya sea mediante un ajuste de la medicación, un apoyo terapéutico más estrecho, una reducción temporal del estrés o una estructuración específica de la vida cotidiana- puede evitar en muchos casos un brote completo de un episodio o, al menos, reducir significativamente su intensidad y duración.

Sin embargo, la prevención sostenible de las recaídas no se basa únicamente en la prevención farmacológica, sino en un concepto global integrador. Además de la profilaxis farmacológica, debe disponerse de programas psicoterapéuticos que persigan objetivos de tratamiento tanto específicos del trastorno como generales. La terapia cognitivo-conductual, los métodos basados en la atención plena (mindfulness), los enfoques de terapia interpersonal y los elementos dialéctico-conductuales pueden ayudar a reforzar las habilidades de regulación emocional, abordar de forma constructiva los conflictos interpersonales y mejorar el manejo de los factores estresantes. La psicoeducación constituye la base de este modelo al profundizar en el conocimiento de la enfermedad, los desencadenantes individuales, el curso y las posibilidades de prevención de recaídas y permitir un afrontamiento activo de la enfermedad.

Al mismo tiempo, la estabilidad social es un factor de protección clave. Una red social fiable, unas estructuras cotidianas regulares, unas actividades profesionales o creativas significativas, así como un sentimiento de pertenencia y reconocimiento contribuyen significativamente a la estabilización emocional. Por último, pero no por ello menos importante, la autogestión activa es clave para la prevención de recaídas a largo plazo. Esto incluye no sólo organizar conscientemente la propia vida y el autocuidado, sino también desarrollar un plan personal de crisis que pueda activarse rápidamente en caso necesario.

A largo plazo, sin embargo, el objetivo no es sólo prevenir nuevos episodios, sino crear las condiciones para una vida plena, autodeterminada a pesar de la enfermedad existente. Esta perspectiva hace hincapié no sólo en el control de los síntomas, sino también en la experiencia del sentido, la creación de relaciones positivas, la percepción del propio margen de maniobra y la confianza en la posibilidad del desarrollo personal. Este enfoque holístico del tratamiento del trastorno bipolar no persigue una curación en sentido estricto, sino una integración duradera de la enfermedad en la propia vida, como parte de una realidad biográfica que, si bien conlleva limitaciones, también abre la oportunidad de sobrellevarla, madurar y vivir una vida auténtica.

5.7 Bibliografía (Capítulo 5)

Angst, J., Gamma, A., Benazzi, F., Ajdacic, V., Eich, D., & Rössler, W. (2005). Toward a re-definition of subthreshold bipolarity: Epidemiology and proposed criteria for bipolar-II, minor bipolar disorders and hypomania. *Journal of Affective Disorders, 84*(2-3), 147-157.
https://doi.org/10.1016/j.jad.2004.12.009

Berk, M., Dodd, S., Callaly, T., Berk, L., Fitzgerald, P., & Mitchell, P. B. (2008). Historia de la enfermedad antes de un diagnóstico de trastorno bipolar o trastorno esquizoafectivo. *Journal of Affective Disorders, 103*(1-3), 181-186.
https://doi.org/10.1016/j.jad.2007.01.019

Geddes, J. R., y Miklowitz, D. J. (2013). Tratamiento del trastorno bipolar. *The Lancet, 381*(9878), 1672-1682.
https://doi.org/10.1016/S0140-6736(13)60857-0

Gignac, A., McGirr, A., Lam, R. W., Yatham, L. N., & Turecki, G. (2015). Recuperación y recurrencia después de un primer episodio de manía: Una revisión sistemática y meta-análisis de cohortes caracterizadas prospectivamente. *Journal of Clinical Psychiatry, 76*(9), 1241-1248.
https://doi.org/10.4088/JCP.14r09183

Goodwin, F. K., & Jamison, K. R. (2007). *Manic-depressive illness: Bipolar disorders and recurrent* depression (2ª ed.). Nueva York, NY: Oxford University Press.

Judd, L. L., Akiskal, H. S., Schettler, P. J., Endicott, J., Maser, J. D., Solomon, D. A., … & Keller, M. B. (2002). La historia natural a largo plazo del estado sintomático semanal del trastorno bipolar I. *Archives of General Psychiatry, 59*(6), 530-537. https://doi.org/10.1001/archpsyc.59.6.530

Martínez-Arán, A., Vieta, E., Torrent, C., Sánchez-Moreno, J., Goikolea, J. M., Salamero, M., ... & Ayuso-Mateos, J. L. (2004). Deterioro cognitivo en pacientes bipolares eutímicos: Implicaciones en los resultados clínicos y funcionales. *Bipolar Disorders, 6*(3), 224-232. https://doi.org/10.1111/j.1399-5618.2004.00111.x

Post, R. M., & Altshuler, L. L. (2019). Trastornos del estado de ánimo: Curso, resultado y predicción. En G. Sadock, V. Sadock & P. Ruiz (Eds.), *Kaplan and Sadock's comprehensive textbook of psychiatry* (10ª ed., pp. 1613-1635). Philadelphia, PA: Wolters Kluwer.

Tohen, M., Zarate, C. A., Hennen, J., Khalsa, H. M. K., Strakowski, S. M., Gebre-Medhin, P., ... & Baldessarini, R. J. (2003). The McLean-Harvard first-episode mania study: Prediction of recovery and first recurrence. *American Journal of Psychiatry, 160*(12), 2099-2107. https://doi.org/10.1176/appi.ajp.160.12.2099

Vieta, E., Berk, M., Schulze, T. G., Carvalho, A. F., Suppes, T., Calabrese, J. R., ... & Grande, I. (2018). Trastornos bipolares. *Nature Reviews Disease Primers, 4*, 18008. https://doi.org/10.1038/nrdp.2018.8

Capítulo 6: Métodos clásicos de tratamiento

6.1 Farmacoterapia con estabilizadores del estado de ánimo

El tratamiento farmacológico de los trastornos bipolares constituye el pilar central de cualquier estrategia terapéutica a largo plazo para estabilizar las fluctuaciones afectivas. Su objetivo principal es prevenir la recurrencia de episodios maníacos, hipomaníacos o depresivos, aliviar los síntomas agudos y mantener o restaurar el funcionamiento psicosocial y la calidad de vida del paciente. En el centro de esta farmacoterapia se encuentran los llamados estabilizadores del estado de ánimo, también conocidos como profilácticos de fase, cuya eficacia a largo plazo y perfil de seguridad son criterios esenciales para la planificación terapéutica.

El carbonato de litio, que se utiliza en el tratamiento de los trastornos bipolares desde los años cincuenta, es una de las sustancias más probadas y más ampliamente estudiadas. El litio (por , en los preparados **Quilonum® , Neuralith® , Priadel®**) sigue considerándose el patrón oro entre los estabilizadores del estado de ánimo debido a su eficacia demostrada en la profilaxis de episodios tanto maníacos como depresivos. Además, varios metaanálisis han demostrado un importante efecto preventivo del suicidio, lo que confiere al litio una posición destacada, sobre todo en pacientes con tendencias suicidas aumentadas. Los mecanismos farmacodinámicos de acción no se han descifrado por completo, pero existen pruebas sólidas de la modulación de las vías centrales de transducción de señales, incluida la inhibición de la glucógeno sintasa cinasa-3β (GSK-3β), la influencia sobre los sistemas de segundos mensajeros y la estabilización de los ritmos circadianos. El uso terapéutico del litio requiere un estrecho seguimiento de los niveles séricos, normalmente en el intervalo de 0,6-1,0 mmol/l, ya que incluso pequeñas desviaciones pueden provocar toxicidad o pérdida de eficacia. Los posibles efectos adversos se refieren en particular a la función renal (incluida la nefropatía intersticial crónica), el eje tiroideo (hipotiroidismo, más raramente hipertiroidismo), molestias gastrointestinales, así como temblores y efectos secundarios cognitivos.

Además del litio, se utilizan anticonvulsivos, que también han demostrado su eficacia como fármacos estabilizadores del estado de ánimo. Entre ellos se encuentra **el ácido valproico** (por ejemplo, **Orfiril®, Convulex®, Ergenyl®**), que se caracteriza por una gran eficacia en el tratamiento agudo de los estados maníacos. El ácido valproico está especialmente indicado en casos de agitación psicomotriz pronunciada, irritabilidad o síntomas psicóticos, pero también se utiliza con frecuencia en pacientes con ciclos rápidos o estados mixtos. El tratamiento a largo plazo con ácido valproico requiere un control regular de los valores hepáticos y los recuentos sanguíneos, así como especial precaución en mujeres en edad fértil, ya que existe un efecto teratogénico con riesgos considerables para el feto.

La carbamazepina (p. ej., **Tegretal®, Timonil®, Neurotop®**) es otro anticonvulsivante con propiedades estabilizadoras del humor que se utiliza principalmente para cursos atípicos, abuso de sustancias comórbido o síntomas afectivos no clásicos. Entre otras cosas, actúa bloqueando los canales de sodio dependientes de voltaje y modulando los sistemas neurotransmisores. Debido a las posibles interacciones farmacocinéticas por inducción enzimática en el hígado y a los posibles efectos secundarios hematológicos (, agranulocitosis, leucopenia), el tratamiento requiere un control regular del hemograma.

La lamotrigina (por ejemplo, **Lamictal®, Lamotrigine-neuraxpharm®**) es un anticonvulsivante con un marcado potencial antidepresivo especialmente indicado para la profilaxis de las fases depresivas. Sin embargo, no es eficaz en el tratamiento agudo de los estados maníacos. La lamotrigina modula los canales de sodio dependientes de voltaje y tiene un efecto estabilizador sobre la transmisión glutamatérgica. La dosis debe aumentarse con especial lentitud debido a las reacciones cutáneas raras pero potencialmente mortales (como el síndrome de Stevens-Johnson).

Además de los estabilizadores clásicos del estado de ánimo, también se han establecido varios **antipsicóticos atípicos** en el tratamiento de los trastornos bipolares. Los preparados más utilizados son

- **Quetiapina** (por ejemplo, **Seroquel®, Quetiapina HEXAL®**), que es eficaz en el tratamiento agudo de episodios depresivos y maníacos, así como en la profilaxis de fases. La quetiapina tiene un perfil de efectos secundarios relativamente favorable con respecto a los síntomas extrapiramidales, pero se asocia a efectos sedantes, aumento de peso y cambios metabólicos.
- **La olanzapina** (p. ej., **Zyprexa®**) tiene un potente efecto antimaníaco, pero está siendo cada vez más criticada debido a su elevado riesgo de aumento de peso, diabetes mellitus e hiperlipidemia, especialmente en el uso a largo plazo.

- **El aripiprazol** (por ejemplo, **Abilify®**) tiene un efecto agonista parcial sobre el receptor D2 de la dopamina y combina efectos antimaníacos con una menor tendencia a la sedación. También es adecuado para la profilaxis de las recaídas, sobre todo en pacientes con una buena respuesta a la modulación dopaminérgica.

- **La lurasidona** (por ejemplo, **Latuda®**) es un atípico recientemente autorizado con especial eficacia en la depresión bipolar. Se tolera bien, apenas provoca aumento de peso y, por tanto, se utiliza cada vez más para los episodios depresivos resistentes al tratamiento.

La elección de la medicación adecuada siempre se individualiza sobre la base de una historia clínica diferenciada, la dinámica previa de la enfermedad, la respuesta a los intentos de tratamiento anteriores, el perfil de efectos secundarios, así como las afecciones psicosociales y somáticas concomitantes. Debe prestarse especial atención a la situación vital del paciente, por ejemplo en lo que respecta al embarazo, el empleo o las comorbilidades. Una información exhaustiva sobre los efectos, los riesgos y las opciones de tratamiento alternativas es un requisito previo para la toma de decisiones participativa y la adherencia al tratamiento a largo plazo.

De cara al futuro, es esencial no considerar la farmacoterapia de los trastornos bipolares de forma aislada, sino integrarla consecuentemente en un concepto de tratamiento multimodal. Además de la farmacoterapia, esto incluye también procedimientos psicoterapéuticos, programas psicoeducativos, servicios de apoyo social y medidas para fomentar la autogestión. Sólo mediante un enfoque integrador de este tipo puede reconocerse adecuadamente la naturaleza compleja de los trastornos bipolares y crearse una base sostenible para una vida estable y autodeterminada con la enfermedad.

6.2 Los antidepresivos y sus riesgos

El uso de antidepresivos en el trastorno bipolar es un tema muy complejo y controvertido entre los expertos, que requiere un enfoque terapéutico diferenciado e individualizado. Mientras que los antidepresivos desempeñan sin duda un papel central en el tratamiento de la depresión unipolar y se consideran terapia de primera línea, su papel en el contexto de los trastornos bipolares es mucho más problemático. Esto se debe principalmente al peligro potencial de que los antidepresivos, especialmente cuando se utilizan sin la administración concomitante de un medicamento estabilizador del estado de ánimo, puedan inducir el llamado cambio de fase. Esto incluye el cambio repentino de depresión a hipomanía o manía y el desencadenamiento de un proceso cíclico rápido con episodios que cambian con frecuencia en cortos periodos de tiempo.

El mayor riesgo de manía inducida de este tipo lo presentan los antidepresivos tricíclicos **como la amitriptilina** (por ejemplo, **Saroten®, Tryptizol®**), la **imipramina** (por ejemplo, **Tofranil®**) o **la clomipramina** (por ejemplo, **Anafranil®**). Estas sustancias más antiguas tienen un fuerte efecto noradrenérgico y serotoninérgico y se asocian a una probabilidad especialmente alta de inversión de la polaridad afectiva. Los antidepresivos del grupo de los inhibidores de la recaptación de serotonina-noradrenalina (IRSN), como **la venlafaxina** (p. ej. **Trevilor®,**

Venlafaxine-ratiopharm®) o **la duloxetina** (p. ej. **Cymbalta®**), también albergan un mayor riesgo de descarrilamiento maníaco, especialmente si no se combinan con un profiláctico de fase.

En comparación, se considera que los inhibidores selectivos de la recaptación de serotonina (ISRS) se toleran mejor y se asocian a un menor riesgo de cambios de fase, aunque tampoco pueden considerarse exentos de riesgo. Entre los ISRS utilizados con frecuencia se encuentran **la fluoxetina** (por ejemplo, **Fluctin®, Fluxet®**), **la sertralina** (por ejemplo, **Zoloft®, Sertraline HEXAL®**), **el citalopram** (por ejemplo, **Cipramil®, Citalopram neuraxpharm®**) y **el escitalopram** (por ejemplo, **Cipralex®**). **La fluoxetina**, en particular, se utiliza en combinación con el antipsicótico atípico **olanzapina** (por , como combinación fija **Symbyax®**) para el tratamiento de la depresión bipolar, con lo que esta combinación pretende aumentar la seguridad en comparación con las monoterapias debido a su efecto estabilizador del estado de ánimo.

Además de los ISRS clásicos, también se utilizan ocasionalmente inhibidores de la recaptación de noradrenalina-dopamina (IRND) como **el bupropión** (por ejemplo, **Elontril®**). Esta sustancia tiene un perfil más favorable con respecto a una posible inducción de estados maníacos, aunque los datos sistemáticos sobre su uso en la depresión bipolar son limitados. También se utilizan otras sustancias, como **la mirtazapina** (por ejemplo, **Remergil®, Mirtazapine-ratiopharm®**) del grupo de los antidepresivos noradrenérgicos y serotoninérgicos específicos (NaSSA), pero sólo bajo indicaciones estrictas y siempre en combinación con medicación estabilizadora del estado de ánimo.

Numerosos ensayos controlados aleatorios han investigado la eficacia de los antidepresivos en la depresión bipolar. Sin embargo, los resultados son inconsistentes y muestran un panorama bastante aleccionador en general. En muchos estudios no se observó una superioridad estadísticamente significativa sobre el placebo, en particular en lo que respecta al control de los síntomas a largo plazo o la prevención de episodios depresivos recurrentes. Incluso en los estudios COMBINE y STEP-BD, dos de los mayores estudios clínicos realizados hasta la fecha sobre el tratamiento farmacológico de la depresión bipolar, no se pudieron demostrar ventajas consistentes de los antidepresivos sobre las monoterapias con estabilizadores del estado de ánimo.

Las directrices terapéuticas actuales -incluidas las recomendaciones de la Sociedad Alemana de Trastornos Bipolares (DGBS), la Asociación Americana de Psiquiatría (APA) y la Red Canadiense de Tratamientos del Estado de Ánimo y la Ansiedad (CANMAT)- abogan, por tanto, por el uso de antidepresivos para la depresión bipolar con gran precaución. El tratamiento con antidepresivos sólo debe utilizarse en casos excepcionales muy limitados: por ejemplo, en episodios depresivos graves que no responden adecuadamente a monoterapias estabilizadoras del estado de ánimo como el litio, la lamotrigina o la quetiapina. Incluso entonces, la terapia combinada con un profiláctico de fase es esencial para minimizar el riesgo de cambios de fase. La administración de un antidepresivo debe limitarse siempre a un periodo lo más breve posible e ir acompañada de una reevaluación terapéutica periódica.

Incluso los primeros signos de inestabilidad del estado de ánimo -como alteraciones del sueño, aumento de la actividad, estado de ánimo eufórico o saltos mentales- deben tomarse como una oportunidad para ajustar inmediatamente la medicación, reducir o interrumpir el antidepresivo si es necesario y, si es preciso, aumentar el componente estabilizador del estado de ánimo. Es esencial una estrecha cooperación entre todos los implicados en el tratamiento, incluidos psiquiatras, psicoterapeutas, médicos de cabecera y sistemas de apoyo social.

De cara al futuro, es necesaria una investigación más diferenciada sobre el papel de los antidepresivos en el tratamiento de la depresión bipolar. Se necesitan más estudios que no sólo prueben la eficacia y seguridad de las sustancias individuales, sino que también identifiquen predictores individuales para la respuesta al tratamiento, la evaluación de riesgos y el análisis riesgo-beneficio orientado al paciente. En el futuro, el diagnóstico farmacogenético y el uso de sistemas digitales de alerta temprana podrían contribuir a que las decisiones terapéuticas sean aún más específicas y seguras. Hasta entonces, el uso de antidepresivos en el espectro bipolar sigue siendo una medida que sólo debe tomarse con gran cuidado clínico, información exhaustiva y seguimiento continuo.

6.3 La psicoterapia como tratamiento complementario

Junto con la farmacoterapia, la psicoterapia es un pilar indispensable y cada vez más reconocido en el tratamiento integral de los trastornos bipolares. Su importancia radica no sólo en su apoyo sintomático, sino también en su capacidad para abordar los efectos psicosociales de la enfermedad, reducir de forma sostenible el riesgo de recaída, promover la comprensión de la enfermedad y la autoeficacia y desarrollar estrategias individuales de afrontamiento que van más allá de la estabilización con medicación. La psicoterapia no debe considerarse expresamente como un sustituto de la farmacoterapia, sino como parte integrante de un concepto de tratamiento multimodal que sólo puede ser plenamente eficaz cuando se combinan ambos enfoques.

Las medidas psicoterapéuticas se dirigen a varias áreas clave que son esenciales para la estabilización a largo plazo: transmitir una comprensión profunda de la enfermedad, tratar de forma constructiva los factores de estrés psicológico y social, concienciar sobre los signos individuales de alerta temprana, practicar hábitos de vida estructurados, promover la autorregulación emocional, reforzar el autocuidado y la responsabilidad personal, así como mejorar la calidad de las relaciones y la integración social. Estos objetivos se reflejan en diferentes enfoques terapéuticos, cada uno de los cuales tiene un enfoque específico y ha demostrado su eficacia en la práctica.

La terapia cognitivo-conductual es uno de los métodos psicoterapéuticos más utilizados para el trastorno bipolar. Se basa en el supuesto de que los pensamientos, los sentimientos y el comportamiento están interrelacionados y su objetivo es identificar y cambiar los patrones de pensamiento disfuncionales. En las fases depresivas, la atención se centra en tratar los procesos de cavilación, las cogniciones autodespreciativas, la desesperanza y la falta de motivación. La reestructuración cognitiva, los experimentos conductuales y las técnicas de activación se utilizan en un intento de aliviar los síntomas depresivos y restaurar la capacidad de acción de la persona afectada. En las fases maníacas o hipomaníacas, en cambio, la intervención se centra en mejorar el control de los impulsos, promover una autoevaluación realista y regular los niveles excesivos de actividad. También se aborda el problema de los objetivos excesivos, los comportamientos expansivos y las decisiones arriesgadas.

Un enfoque especialmente probado es la terapia del ritmo interpersonal y social, que se originó en el tratamiento de la depresión pero se ha desarrollado más específicamente para las necesidades de los pacientes bipolares. Este enfoque se basa en la constatación de que la inestabilidad afectiva está estrechamente vinculada a trastornos del sistema circadiano. Las fluctuaciones del ciclo sueño-vigilia, la ingesta de alimentos y las interacciones sociales se consideran desencadenantes potenciales de episodios maníacos o depresivos. El objetivo de esta forma de terapia es, por tanto, establecer rutinas diarias regulares, sobre todo en lo que respecta a las horas de sueño, las comidas, la actividad física y el contacto social. La estabilización de los ritmos biológicos contribuye significativamente a reducir la vulnerabilidad episódica y ha demostrado mejorar el pronóstico a largo plazo.

Otro componente importante es la psicoterapia orientada a la familia, cuyo objetivo es integrar sistémicamente el entorno social de los afectados. En muchos casos, la dinámica familiar no sólo se ve afectada por la enfermedad, sino que también influye en su evolución. Las repetidas estancias en el hospital, las crisis agudas, los cambios de comportamiento o los cambios de roles dentro del sistema familiar pueden generar incertidumbre, demandas excesivas o incluso conflictos. Las intervenciones basadas en la familia abordan esta situación proporcionando información sobre el cuadro clínico, mejorando las estructuras de comunicación, fomentando el apoyo emocional y trabajando las pautas de relación destructivas. Los estudios demuestran que la participación activa de los familiares no sólo contribuye a sobrellevar mejor la enfermedad, sino también a reducir significativamente las recaídas.

A largo plazo, sin embargo, la psicoterapia abre una dimensión aún más profunda al crear un espacio para la confrontación existencial con la enfermedad. El proceso de aceptar el trastorno bipolar como parte de la realidad de la propia vida requiere algo más que el mero conocimiento de los síntomas y las opciones de tratamiento. Se trata de integrar una enfermedad mental crónica en la propia imagen sin definirse por este diagnóstico ni permitir que domine. El asesoramiento terapéutico puede ayudar a superar sentimientos de vergüenza, culpa o sensación de fracaso. Apoya el desarrollo de una actitud caracterizada por la aceptación, el optimismo realista y el autocontrol responsable. La idea de recuperación -entendida como una recuperación personal del sentido de la vida, la autoestima y la participación social- ocupa cada vez más un lugar central.

La psicoterapia para el trastorno bipolar es, por tanto, algo más que un método de control de los síntomas: es un componente central de la rehabilitación psicosocial, un catalizador para el desarrollo individual y un puente entre la enfermedad y una vida autodeterminada. Los desarrollos futuros deberían tener como objetivo personalizar aún más los enfoques terapéuticos existentes, integrar las herramientas digitales en el apoyo psicoterapéutico y promover conceptos de grupo innovadores y modelos de apoyo basados en los iguales. El pleno potencial de las intervenciones psicoterapéuticas en el contexto de los trastornos bipolares sólo puede alcanzarse mediante una comprensión holística y una terapia flexible adaptada al caso individual.

6.4 Otros procedimientos somáticos

Además de la farmacoterapia con sustancias estabilizadoras del estado de ánimo y, en caso necesario, antidepresivos suplementarios, el uso selectivo de métodos somáticos representa un valioso complemento del arsenal terapéutico en el tratamiento de los trastornos bipolares. Estos métodos se utilizan sobre todo cuando la medicación clásica o las medidas psicoterapéuticas no tienen un efecto suficiente, no se toleran o no pueden utilizarse debido a contraindicaciones individuales. Los métodos de terapia somática intervienen directamente en la actividad neuronal y desarrollan su efecto mediante la estimulación física de áreas nerviosas centrales. A diferencia de la farmacoterapia, que actúa a través de vías sistémicas y la mediación de receptores, los métodos somáticos actúan directamente sobre las redes fisiopatológicamente relevantes del cerebro y suelen mostrar una rápida aparición de efectos clínicamente significativos.

La terapia electroconvulsiva (TEC) desempeña un papel destacado en este contexto. Desde hace décadas, se considera uno de los procedimientos más eficaces en el tratamiento de los trastornos afectivos graves y se utiliza, en particular, en los episodios depresivos resistentes al tratamiento, los estados catatónicos, los cuadros maníacos pronunciados con síntomas psicóticos y en las crisis suicidas potencialmente mortales. El procedimiento se basa en el desencadenamiento controlado de una crisis epileptiforme generalizada bajo anestesia general de corta duración y relajación muscular acompañante. La estimulación eléctrica se aplica en el cuero cabelludo mediante electrodos, cuya colocación (bilateral, derecha-unilateral, bifrontal) y los parámetros de estimulación se personalizan. La actividad epileptiforme desencadenada provoca profundos cambios neurobiológicos, entre ellos la modulación de los sistemas de neurotransmisores como la serotonina, la dopamina y la noradrenalina, la regulación del sistema del eje hipotálamo-hipófisis-suprarrenal y cambios estructurales y funcionales en la corteza prefrontal, el hipocampo y la corteza cingulada anterior.

El efecto clínico de la TEC es notable: tras unas pocas sesiones, puede producirse una mejora significativa de los síntomas afectivos, lo que la convierte en una intervención especialmente valiosa para los cuadros agudos potencialmente mortales . Hoy en día, la terapia electroconvulsiva se lleva a cabo con equipos modernos y automatizados, en los que la seguridad y la comodidad de los pacientes ocupan un lugar central. Los efectos secundarios temporales, como dolores de cabeza y musculares, confusión o alteraciones cognitivas -sobre todo en forma de amnesia retrógrada para contenidos autobiográficos- no son infrecuentes, pero suelen ser reversibles. Los déficits cognitivos permanentes son extremadamente raros cuando se realizan correctamente con protocolos de estimulación modernos. La estigmatización histórica de la TEC, que surgió de su uso en décadas anteriores sin anestesia o en condiciones inadecuadas, ya no es sostenible desde la perspectiva actual. En su lugar, la TEC se considera ahora un procedimiento basado en la evidencia, seguro y equivalente dentro del espectro del tratamiento afectivo-psiquiátrico moderno.

Otro procedimiento que se ha ido imponiendo en los últimos años es la estimulación magnética transcraneal repetitiva (EMTr). Se trata de un procedimiento neurofisiológico no invasivo en el que se utilizan campos magnéticos que se alternan rápidamente para inducir corrientes eléctricas en el cerebro que modulan específicamente la actividad cortical. La estimulación suele tener lugar en el córtex prefrontal dorsolateral, una zona que desempeña un papel central en el procesamiento de las emociones y la regulación del estado de ánimo. La EMTr se realiza de forma ambulatoria, es indolora, bien tolerada y tiene un perfil de efectos secundarios muy favorable. Sólo se observan ocasionalmente leves dolores de cabeza o una sensación temporal de presión en el lugar de la estimulación. En el tratamiento de la depresión bipolar, la EMTr muestra resultados prometedores, sobre todo en pacientes con una respuesta inadecuada a la medicación. El tratamiento suele constar de 20 a 30 sesiones durante un periodo de cuatro a seis semanas, y también es posible una terapia de mantenimiento. Como la EMTr no requiere anestesia ni tratamiento farmacológico concomitante, es especialmente adecuada para pacientes con contraindicaciones somáticas a los psicofármacos o con una fuerte resistencia a la terapia.

La estimulación transcraneal por corriente continua (tDCS) es un procedimiento de creciente interés científico, aunque aún se encuentra en fase experimental. Consiste en hacer pasar por el cerebro una corriente continua débil y constante (normalmente 1-2 mA) a través de electrodos fijados al cuero cabelludo con el fin de modular la excitabilidad neuronal. La estimulación depende de la polaridad: las corrientes anodales aumentan y las catodales disminuyen la excitabilidad cortical. Los estudios iniciales sugieren que la tDCS podría desempeñar un papel, sobre todo en el tratamiento de los síntomas depresivos de leves a moderados y como medida complementaria para la activación cognitiva en la depresión bipolar. El método es barato, fácil de usar y tiene un perfil de efectos secundarios muy bajo. No obstante, la base de pruebas actual aún no es suficiente para establecer la tDCS como componente habitual del tratamiento de los trastornos bipolares. Se necesitan más estudios controlados para aclarar cuestiones sobre la colocación óptima de los electrodos, la duración de la estimulación, el efecto a largo plazo y la integración en los conceptos terapéuticos existentes.

En general, los métodos de terapia somática representan una ampliación significativa del espectro de tratamiento de los trastornos bipolares, sobre todo en el caso de cursos difíciles de tratar, crónicos o con riesgo vital agudo. No sólo ofrecen una alternativa a las estrategias farmacológicas, sino que en muchos casos constituyen un complemento eficaz que debe integrarse en un concepto de tratamiento holístico. Su uso requiere una indicación cuidadosa, información exhaustiva a los afectados y una estrecha cooperación interdisciplinaria. En el futuro, cabe esperar que, con el aumento de la investigación sobre las bases neurobiológicas de los trastornos afectivos, siga aumentando la precisión y la individualización de los procedimientos somáticos, ya sea mediante protocolos de estimulación personalizados, mediante la combinación con diagnósticos por imagen o mediante la integración en sistemas terapéuticos asistidos digitalmente. Por tanto, el papel de los procedimientos somáticos podría ampliarse considerablemente en el futuro y contribuir de forma significativa al desarrollo de estrategias de tratamiento innovadoras y centradas en el paciente para el trastorno bipolar.

6.5 Psicoeducación

Un elemento central del tratamiento moderno de los trastornos bipolares es la psicoeducación, es decir, la educación sistemática, estructurada y transmitida empáticamente de los afectados y sus familiares sobre la naturaleza de la enfermedad, su evolución típica, los mecanismos desencadenantes, las opciones de tratamiento y los riesgos de recaída. El objetivo de la psicoeducación es fomentar la comprensión de la enfermedad, agudizar la autoobservación, reforzar la cooperación terapéutica y mejorar así el pronóstico a largo plazo.

Los programas psicoeducativos proporcionan información básica sobre los síntomas, el diagnóstico, la neurobiología y el tratamiento farmacológico de los trastornos bipolares. Al mismo tiempo, se practican habilidades prácticas para hacer frente al estrés, la higiene del sueño, la estructuración de la vida cotidiana, las señales de alerta temprana y la gestión de crisis. Los afectados aprenden a reconocer los desencadenantes típicos de los episodios, a diferenciar entre el comportamiento relacionado con la enfermedad y su propia responsabilidad y a adquirir estrategias de afrontamiento realistas para situaciones emocionales excepcionales.

Resulta especialmente valioso trabajar con los denominados planes de prevención de recaídas, que se adaptan individualmente al historial médico de cada paciente. Estos planes documentan los signos tempranos personales, los indicadores típicos de progresión, las reacciones útiles y los contactos en caso de emergencia. Estos planes pueden ayudar a reducir la incertidumbre en la vida cotidiana, fomentar la autoeficacia y actuar con rapidez y determinación en caso de emergencia.

La psicoeducación tiene lugar tanto en entornos individuales como de grupo. Los formatos grupales ofrecen beneficios adicionales, ya que promueven el intercambio de experiencias, proporcionan apoyo social y reducen los sentimientos de aislamiento y estigmatización. Muchos pacientes perciben la psicoeducación como el primer momento en el que se sienten ampliamente informados sobre su enfermedad en pie de igualdad, un aspecto de importancia central para la relación terapéutica.

Los estudios han demostrado que las intervenciones psicoeducativas contribuyen significativamente a reducir las tasas de recaída, mejorar el cumplimiento y aumentar la calidad de vida. Por lo tanto, deben considerarse parte integrante de cualquier tratamiento a largo plazo del trastorno bipolar y aplicarse lo antes posible en el curso de la enfermedad.

6.6 Papel de los familiares y las redes de apoyo

La implicación de los familiares en el proceso terapéutico es otro componente indispensable en el tratamiento de los trastornos bipolares. Los familiares suelen ser los primeros en notar los cambios en el comportamiento o el estado de ánimo, a menudo soportan la carga principal en situaciones de crisis y ellos mismos experimentan una elevada carga emocional debido a los episodios recurrentes, la imprevisibilidad del curso y los riesgos asociados a la enfermedad.

La implicación consciente y meditada de los familiares tiene varios objetivos: En primer lugar, deben estar plenamente informados sobre la enfermedad, su dinámica, las opciones de tratamiento y las estrategias de emergencia. En segundo lugar, el objetivo es mejorar la comunicación familiar, reconocer y cambiar los patrones destructivos de interacción y promover la comprensión mutua. Muchos conflictos en las relaciones de los pacientes bipolares no son el resultado de déficits interpersonales, sino de malentendidos sobre los mecanismos de la enfermedad, falta de información o demandas excesivas.

Las conversaciones estructuradas con familiares o las formas de terapia orientadas a la familia pueden ayudar a promover el alivio emocional de todos los implicados, reforzar la confianza en los procesos terapéuticos y tener un efecto estabilizador a largo plazo. Es importante preservar la autonomía y la intimidad de la persona afectada y, al mismo tiempo, crear una red capaz de actuar y ofrecer seguridad en caso de crisis.

Además de los cuidadores familiares, los ayudantes profesionales, los amigos, los grupos de autoayuda, los empleadores y los servicios de apoyo institucionales también desempeñan un papel en la red de apoyo ampliada. Una buena interconexión y coordinación de estos recursos -por ejemplo, mediante la gestión de casos, los servicios de psiquiatría social o los modelos de atención integrada- puede influir positivamente en el curso de la enfermedad y favorecer la integración social a largo plazo.

Por lo tanto, el trabajo con los familiares no es un complemento, sino parte integrante de un enfoque de tratamiento global que se tome en serio el modelo biopsicosocial y lo ponga en práctica.

6.7 Bibliografía (Capítulo 6)

Asociación Americana de Psiquiatría. (2020). *Guía de práctica para el tratamiento de pacientes con trastorno bipolar* (3ª ed.). Washington, DC: American Psychiatric Publishing.

Bauer, M., Pfennig, A., Severus, E., Whybrow, P. C., Angst, J., & Möller, H. J. (2013). World Federation of Societies of Biological Psychiatry (WFSBP) guidelines for biological treatment of unipolar depressive disorders: Part 1-Update 2013 on the tratamiento agudo y de continuación de los trastornos depresivos unipolares. *The World Journal of Biological Psychiatry, 14*(5), 334-385. https://doi.org/10.3109/15622975.2013.804195

Geddes, J. R., y Miklowitz, D. J. (2013). Tratamiento del trastorno bipolar. *The Lancet, 381*(9878), 1672-1682. https://doi.org/10.1016/S0140-6736(13)60857-0

Goodwin, F. K., & Jamison, K. R. (2007). *Manic-depressive illness: Bipolar disorders and recurrent* depression (2ª ed.). Nueva York, NY: Oxford University Press.

Grande, I., Berk, M., Birmaher, B., & Vieta, E. (2016). Bipolar disorder (Trastorno bipolar). *The Lancet, 387*(10027), 1561-1572. https://doi.org/10.1016/S0140-6736(15)00241-X

Lam, D. H., Hayward, P., Watkins, E. R., Wright, K., & Sham, P. (2005). Relapse prevention in patients with bipolar disorder: Cognitive therapy outcome after 2 years. *American Journal of Psychiatry, 162*(2), 324-329. https://doi.org/10.1176/appi.ajp.162.2.324

Miklowitz, D. J., & Scott, J. (2009). *Psychosocial treatments for bipolar disorder: A review of evidence for interventions. Bipolar Disorders, 11*(S2), 25-35. https://doi.org/10.1111/j.1399-5618.2009.00709.x

Perugi, G., & Medda, P. (2017). El papel de los antidepresivos en el tratamiento del trastorno bipolar: Una revisión crítica. *Current Psychiatry Reports, 19*(11), 87. https://doi.org/10.1007/s11920-017-0848-8

Sachs, G. S., Nierenberg, A. A., Calabrese, J. R., Marangell, L. B., Wisniewski, S. R., Gyulai, L., ... & Thase, M. E. (2007). Effectiveness of adjunctive antidepressant treatment for bipolar depression (Eficacia del tratamiento antidepresivo adyuvante para la depresión bipolar). *The New England Journal of Medicine, 356*(17), 1711-1722. https://doi.org/10.1056/NEJMoa064135

Grupo de Revisión de la TEC del Reino Unido. (2003). Efficacy and safety of electroconvulsive therapy in depressive disorders: A systematic review and meta-analysis. *The Lancet, 361*(9360), 799-808. https://doi.org/10.1016/S0140-6736(03)12705-5

van der Loos, M. L., Mulder, P., Hartong, E. G., Blom, M. B., Vergouwen, A. C., van Noorden, M. S., ... & Nolen, W. A. (2009). Eficacia y seguridad de la combinación de quetiapina y litio frente a la monoterapia con litio en la depresión bipolar. *British Journal of Psychiatry, 194*(4), 257-265. https://doi.org/10.1192/bjp.bp.108.054957

Capítulo 7: Nuevos avances en el tratamiento de la depresión

El tratamiento de los episodios depresivos en los trastornos bipolares sigue siendo una tarea compleja y terapéuticamente difícil. A diferencia de los síntomas maníacos, para los que se dispone de estrategias bien establecidas y claramente probadas, el tratamiento de la depresión bipolar se caracteriza por una base de pruebas significativamente menor y un gran número de incertidumbres clínicas. Esto afecta tanto a la selección de sustancias farmacológicas adecuadas como a las formas psicoterapéuticas y psicosociales de intervención. En los últimos años, sin embargo, se han establecido una serie de nuevos enfoques que ayudan a tratar las fases depresivas de forma más eficaz, diferenciada e individualizada. Estos avances se refieren no sólo a nuevas sustancias activas y procedimientos psicoterapéuticos, sino también a innovaciones tecnológicas, estrategias preventivas y conceptos para promover la resiliencia psicológica.

7.1 Nuevas sustancias y estrategias farmacológicas

Un avance clave en el tratamiento moderno de la depresión reside en el desarrollo y ensayo de nuevas sustancias que van más allá del modo de acción monoaminérgico clásico. Mientras que los antidepresivos tradicionales suelen dirigirse a la inhibición de la recaptación de serotonina, noradrenalina o dopamina, los avances más recientes se centran en mecanismos neurobiológicos alternativos. Estos nuevos enfoques abren nuevas perspectivas terapéuticas, en particular para los pacientes con depresión resistente al tratamiento, cursos bipolares o trastornos cognitivos comórbidos, y marcan un cambio de paradigma en la farmacoterapia de los trastornos afectivos.

Cabe destacar el uso terapéutico de **la** ketamina, un antagonista no competitivo del receptor N-metil-D-aspartato (NMDA), asociado al sistema de neurotransmisores glutamatérgicos. A diferencia de los antidepresivos convencionales, que suelen tardar varias semanas en hacer efecto, la ketamina en dosis subanestésicas tiene un rápido efecto antidepresivo que puede observarse a las pocas horas de su administración intravenosa. Este efecto suele durar desde unos pocos días hasta un máximo de dos semanas, lo que hace necesario su uso repetido. Se cree que la ketamina ejerce sus efectos a través de una compleja modulación de la transmisión glutamatérgica, la liberación de glutamato, la activación de los receptores AMPA, la estimulación de la vía de señalización mTOR y el fomento de la plasticidad sináptica y la expresión de factores neurotróficos como **el BDNF** (factor neurotrófico derivado del cerebro). Se utiliza en centros especializados bajo estricta supervisión médica, por lo que deben tenerse en cuenta los posibles efectos secundarios, como síntomas disociativos, aumento de la tensión arterial o cambios psicóticos en la percepción.

Un objetivo de desarrollo ulterior es **la esketamina**, el enantiómero quiral S de la ketamina, que se ha autorizado en forma de aerosol nasal (nombre comercial: **Spravato®**). La esketamina se administra en combinación con un antidepresivo oral y está indicada para el tratamiento de la depresión resistente al tratamiento y, en determinados casos, para episodios depresivos con tendencias suicidas agudas. La administración intranasal permite un mejor control y potencialmente menos efectos secundarios sistémicos en comparación con la administración intravenosa. Los estudios clínicos han demostrado una mejora significativa de los síntomas depresivos en las primeras 24 horas, aunque en este caso también se requiere un control médico continuo.

Además de los enfoques glutamatérgicos, cada vez se presta más atención a **los antidepresivos multimodales** como la **vortioxetina** (nombre comercial: **Brintellix®**, en algunos países **Trintellix®**). La vortioxetina combina la inhibición de la recaptación de serotonina (5-HT) con una modulación diferenciada de varios receptores de serotonina: actúa como agonista **del receptor 5-HT1A**, como agonista parcial del **receptor 5-HT1B** y como antagonista **de los receptores 5-HT3, 5-HT1D y 5-HT7**. Esta compleja combinación de efectos se asocia a una mejor tolerabilidad, un menor riesgo de efectos secundarios sexuales y beneficios potenciales para funciones cognitivas como la concentración, la memoria y la flexibilidad mental. Los primeros estudios indican que la vortioxetina también puede tener un efecto antidepresivo en la depresión bipolar, sobre todo en el ámbito de los síntomas cognitivos residuales.

Un enfoque innovador que aún se encuentra en fase experimental es el uso de **sustancias antiinflamatorias** dirigidas contra los patomecanismos de la depresión asociados a la inflamación. Numerosos estudios han demostrado que los estados depresivos crónicos suelen ir asociados a un aumento de citoquinas proinflamatorias como **la interleucina-6 (IL-6), el factor de necrosis tumoral alfa (TNF-α) o la proteína C reactiva (PCR).** Estos cambios inmunológicos están estrechamente relacionados con disfunciones neuronales, sobre todo en las zonas del cerebro que procesan el estrés, como el hipocampo, la amígdala y el córtex prefrontal. Sustancias como **el ácido acetilsalicílico** (p. ej. **Aspirina®**), **el celecoxib** (un inhibidor selectivo de la COX-2; nombre comercial **Celebrex®**) o el antibiótico tetracíclico **minociclina** (p. ej. **Minostad®**) se están investigando actualmente en ensayos controlados aleatorizados en relación con su eficacia antidepresiva. Los resultados obtenidos hasta la fecha son prometedores, sobre todo en pacientes con marcadores inflamatorios elevados, aunque se necesitan más estudios para determinar la dosis, la seguridad y la eficacia a largo plazo.

Además, el posible efecto antidepresivo **de los ácidos grasos esenciales**, en particular **los ácidos grasos omega-3 como el ácido eicosapentaenoico (EPA)** y el **ácido docosahexaenoico (DHA)**, es objeto de intensas investigaciones. Se ha demostrado que estas sustancias, que se encuentran en altas concentraciones en el aceite de pescado, tienen efectos moduladores de la inflamación, neuroprotectores y neuroplásticos. Los estudios han demostrado que los preparados ricos en EPA, en particular, tienen un efecto de apoyo en los episodios depresivos, especialmente en pacientes con bajas concentraciones endógenas de omega-3.

También se está investigando el potencial terapéutico de **micronutrientes antioxidantes** como la **N-acetilcisteína (NAC)**, que actúa como precursor del glutatión, o **la S-adenosilmetionina (SAMe)**, así como ciertas **vitaminas del grupo B** (como **el ácido fólico** y **la vitamina B12**). Podrían contribuir a mejorar los síntomas depresivos por su efecto sobre las funciones mitocondriales, los procesos redox y los ciclos de metilación.

Otra nueva línea de investigación se dedica al **eje intestino-cerebro** e investiga la influencia de la microbiota intestinal en el estado de ánimo, la regulación de las emociones y el procesamiento del estrés. En este contexto, se están desarrollando **preparados probióticos**, los llamados "psicobióticos", que contienen cepas bacterianas específicas como **Lactobacillus rhamnosus** o **Bifidobacterium longum**. Los primeros estudios muestran indicios de efectos ansiolíticos y de mejora del estado de ánimo en los síndromes depresivos, aunque todavía se está investigando el modo exacto de acción a través de la inmunomodulación, el metabolismo del triptófano y los aferentes vagales.

En resumen, puede decirse que el desarrollo de sustancias novedosas que actúan más allá del principio monoaminérgico ha ampliado considerablemente las perspectivas en el tratamiento de la depresión. Estos agentes innovadores podrían abrir nuevas vías para controlar los síntomas, lograr la remisión y prevenir las recaídas, sobre todo en el caso de las formas de la enfermedad resistentes al tratamiento, crónicas o con trastornos cognitivos. Una estrategia terapéutica individualizada y basada en biomarcadores que tenga en cuenta parámetros genéticos, inmunológicos y neurofisiológicos podría ayudar a seleccionar la medicación adecuada con mayor precisión y eficacia en el futuro. Sin embargo, el desarrollo de estos enfoques terapéuticos aún requiere una investigación clínica intensiva, una evaluación cuidadosa de los efectos a largo plazo y una integración responsable en los sistemas asistenciales existentes.

7.2 Enfoques psicoterapéuticos individualizados

El tratamiento psicoterapéutico de la depresión bipolar ha experimentado un cambio significativo en los últimos años, que no sólo se debe al mayor desarrollo de las escuelas terapéuticas clásicas, sino también a una creciente consideración de los aspectos individuales y transdiagnósticos. En vista de la compleja patodinámica de los trastornos bipolares, que se caracterizan por una interacción de vulnerabilidad biológica, estresores psicosociales, cargas biográficas y déficits en la regulación de los afectos, no basta con un enfoque terapéutico esquemático o uniforme. En su lugar, se requiere una estrategia terapéutica diferenciada y adaptada a cada persona, que tenga en cuenta las características específicas de cada fase, así como los rasgos de personalidad, las experiencias relacionales y los patrones cognitivos perdurables. Así pues, la psicoterapia moderna para la depresión bipolar avanza cada vez más hacia una lógica de tratamiento individualizada e integradora que combina elementos de diferentes escuelas terapéuticas y se adapta a la realidad de la vida de la persona.

El sistema de psicoterapia de análisis cognitivo-conductual (CBASP) es un ejemplo especialmente prometedor de este tipo de enfoque. Este método se desarrolló originalmente para pacientes con depresión crónica, pero también ha ido adquiriendo cada vez más relevancia en el tratamiento de la depresión bipolar, sobre todo en el caso de marcada tendencia al retraimiento social, baja autoeficacia y fuerte influencia de las experiencias relacionales anteriores en la experiencia actual. La CBASP combina estrategias cognitivo-conductuales con elementos interpersonales y biográficos y pretende situar la experiencia y el comportamiento actuales en el contexto de la historia personal de aprendizaje. Para ello es fundamental el supuesto de que muchos pacientes han desarrollado una actitud de indefensión aprendida debido a experiencias de apego previas traumáticas o decepcionantes, que se manifiesta en fases depresivas a través de la pasividad, la autodesvalorización y el retraimiento social. En el trabajo terapéutico se utilizan los llamados "análisis de situación" para trabajar específicamente en la mejora de las habilidades de resolución de problemas sociales, desempeñando un papel central la retroalimentación recurrente sobre el comportamiento interpersonal en el aquí y ahora. En la propia relación terapéutica, se deben posibilitar nuevas experiencias de aprendizaje a través de experiencias relacionales correctivas y se debe activar el procesamiento emocional de traumas de apego previos. Este profundo trabajo puede ser especialmente eficaz cuando los síntomas depresivos no sólo están anclados afectivamente, sino también relacionalmente.

Otro enfoque importante para el tratamiento de la depresión bipolar es la integración **de métodos basados en la atención plena**, en particular **la terapia cognitiva basada en la atención plena (MBCT) y la reducción del estrés basada en la atención plena (MBSR)**. Estos métodos combinan la práctica de la atención plena con elementos de terapia conductual y pretenden cambiar las actitudes hacia los pensamientos y sentimientos estresantes. En lugar de reestructurar directamente las cogniciones disfuncionales, como ocurre en la terapia cognitiva clásica conductual, los métodos basados en la atención plena persiguen una observación aceptadora y sin prejuicios de los estados internos. Los estudios demuestran que las intervenciones basadas en mindfulness no sólo alivian los síntomas depresivos, sino que también pueden reducir significativamente el riesgo de recaídas futuras, en particular estabilizando la regulación de las emociones y disolviendo los procesos automatizados de rumiación, que se consideran un factor de riesgo transdiagnóstico de la depresión. Además, estos métodos refuerzan la capacidad de autoconciencia, fomentan la autocompasión y contribuyen al desarrollo de un enfoque de la vida consciente y centrado en el presente. Para los pacientes con depresión bipolar, estas técnicas pueden ser especialmente útiles para reconocer estados emocionales de tensión en una fase temprana y evitar que deriven en estados afectivos extremos.

Los enfoques de terapia metacognitiva también están adquiriendo cada vez más importancia en este contexto. **La terapia metacognitiva (TMC)** no se dirige al contenido de los pensamientos disfuncionales, sino a la forma en que se piensa sobre los pensamientos, es decir, a los llamados procesos metacognitivos. Se presta especial atención a la tendencia a la rumiación crónica, la anticipación negativa del futuro y la autorregulación cognitiva disfuncional, que lleva a muchos pacientes con depresión bipolar a experimentar una pérdida de control sobre su propio pensamiento. En la terapia, estos estilos de pensamiento se identifican, se exteriorizan y se sustituyen por estrategias cognitivas alternativas. El objetivo es una actitud distanciada y observadora hacia el contenido del pensamiento estresante que no conduzca a espirales de pensamiento que refuercen el problema. Las intervenciones metacognitivas pueden ayudar a desescalar los conflictos internos y restablecer el equilibrio afectivo, sobre todo en personas con una elevada autorreflexividad cognitiva, un pronunciado sentimiento de culpa y vergüenza y una tendencia a sobrecargarse.

Otro componente central de los conceptos modernos de tratamiento psicoterapéutico de la depresión bipolar es el **tratamiento centrado en las emociones de los sentimientos de culpa y vergüenza**, que pueden ser especialmente prominentes en la fase depresiva. Estas emociones a menudo no están puramente relacionadas con los síntomas, sino que están profundamente arraigadas en la biografía del paciente, por ejemplo, a través de experiencias tempranas de devaluación o exclusión, a través de la autocondena moral después de episodios maníacos o a través de la estigmatización interiorizada de la propia enfermedad. La importancia terapéutica en este caso no es sólo el procesamiento cognitivo de estos afectos, sino también el desarrollo de una perspectiva compasiva y comprensiva de uno mismo. Métodos como **la Terapia Centrada en la Compasión (CFT)** o elementos de la **terapia de esquemas** pueden ayudar a reconocer las partes autocríticas, transformar las evaluaciones internas disfuncionales y cultivar una actitud de autocuidado empático.

El desarrollo de planes de tratamiento individualizados que se adapten a las necesidades específicas, los recursos y los perfiles de estrés de la persona en cuestión es el camino a seguir. **La adaptación específica a cada fase** desempeña aquí un papel decisivo: mientras que las técnicas estabilizadoras, estructuradoras y reguladoras del afecto son más importantes en las fases depresivas, los estados hipomaníacos o maníacos requieren una intervención más controladora, basada en la realidad y centrada en la regulación de los impulsos, la autolimitación y el insight conductual. En las fases interepisódicas, en cambio, pueden abordarse cuestiones biográficas o existenciales más profundas, definir objetivos vitales y reforzar los recursos.

La psicoterapia moderna para la depresión bipolar es, por tanto, un proceso de múltiples capas, dinámico y adaptable individualmente que responde a la compleja realidad de la enfermedad y, al mismo tiempo, crea un espacio para el desarrollo, la estabilidad y la autorrealización. La combinación de métodos clásicos e innovadores, la inclusión de los niveles biográfico, interpersonal y metacognitivo y la integración de los nuevos hallazgos científicos crean un espectro terapéutico que no sólo alivia los síntomas, sino que también sienta las bases para una vida estable y significativa con la enfermedad.

7.3 Innovaciones digitales y tecnológicas

La digitalización de la asistencia psiquiátrica representa uno de los ámbitos de desarrollo más dinámicos y con mayor proyección de futuro de la medicina moderna. Especialmente en el tratamiento y la atención de los trastornos depresivos -incluida la depresión bipolar-, los avances tecnológicos están abriendo nuevas perspectivas en el diagnóstico, el seguimiento de la evolución, la prevención de recaídas y el apoyo terapéutico. Las herramientas y aplicaciones digitales no sólo permiten una recopilación más continua de datos relevantes, sino que también posibilitan una mayor implicación de los pacientes de en su propio tratamiento, una mejor interconexión entre especialistas y pacientes y una respuesta significativamente más rápida a los cambios en su estado mental.

Un elemento central de la psiquiatría digital son **las aplicaciones móviles** para teléfonos inteligentes o tabletas, que se utilizan en forma de diarios digitales, herramientas de seguimiento o módulos terapéuticos. Estas aplicaciones permiten documentar en tiempo real el estado de ánimo diario, la duración y la calidad del sueño, los niveles de actividad, la ingesta de medicamentos y los acontecimientos estresantes. La ventaja radica en la alta densidad y puntualidad de la información registrada, que es significativamente más precisa y está menos influida por distorsiones de la memoria en comparación con los autoinformes retrospectivos. Muchas de estas aplicaciones contienen información adaptada al estado de ánimo que ayuda a los usuarios a interpretar sus propias entradas y fomenta la reflexión y el desarrollo de estrategias de afrontamiento constructivas. Además, estos datos pueden integrarse en el tratamiento médico y terapéutico y utilizarse para tomar decisiones diagnósticas y terapéuticas, siempre que estén debidamente protegidos por la ley de protección de datos y con el consentimiento de la persona afectada. La posibilidad de reaccionar inmediatamente ante los síntomas emergentes representa un avance paradigmático respecto al tratamiento tradicional por fases.

Además, **las tecnologías sensoriales** como **los wearables** -es decir, dispositivos portátiles de medición para registrar parámetros fisiológicos- están adquiriendo cada vez más importancia. Estos dispositivos, como pulseras de fitness, smartwatches o rastreadores médicos especiales, proporcionan información objetiva sobre la frecuencia cardíaca, la conductancia de la piel, los patrones de movimiento, los ciclos de sueño y los perfiles de actividad. Estos datos vegetativos no sólo proporcionan información adicional sobre el bienestar psicofisiológico, sino que también permiten detectar cambios sutiles que pueden servir como señales de alerta temprana para la reaparición de un episodio depresivo o maníaco. Por ejemplo, la reducción de la actividad física, un cambio en el ritmo circadiano o un aplanamiento de la variabilidad de los parámetros fisiológicos indican el inicio de una desregulación afectiva. Integrada en sistemas digitales de alerta precoz, esa información puede utilizarse para desarrollar modelos predictivos que reconozcan las constelaciones de riesgo individuales e inicien intervenciones a tiempo.

Los llamados **modelos de "atención combinada"** están cobrando cada vez más importancia en el ámbito de la atención psicoterapéutica. Combinan las ventajas de la terapia presencial tradicional con elementos digitales que pueden trabajarse de forma independiente entre sesiones. Estos modelos permiten una atención más intensiva, una mejor estructuración del proceso terapéutico y una respuesta flexible a los niveles de estrés actuales. Por ejemplo, los ejercicios de regulación emocional, reestructuración cognitiva o gestión del estrés pueden integrarse en módulos cognitivo-conductuales en línea, que se realizan paralelamente a la sesión presencial y sobre los que se reflexiona en el siguiente encuentro presencial. De este modo se crea una dinámica terapéutica continua que continúa fuera de las sesiones semanales. Estos modelos ofrecen una solución viable para garantizar la densidad de la atención, sobre todo en las regiones rurales, donde la movilidad está restringida o durante las estancias hospitalarias.

También se utilizan cada vez más **programas totalmente automatizados de terapia cognitivo-conductual (TCC)**, los llamados programas digitales de autoayuda. Estos programas suelen consistir en unidades modulares de aprendizaje y ejercicios con elementos interactivos, funciones de diario y sistemas de retroalimentación. Su eficacia está bien documentada, especialmente para los episodios depresivos leves a moderados, siempre que exista un cierto grado de autocontrol. Sin embargo, el factor decisivo para el beneficio terapéutico de estos programas es su **integración en un sistema de tratamiento supervisado** en el que la terapia digital no esté aislada, sino integrada como componente complementario en un plan de atención integral. Los comentarios periódicos de los especialistas, por ejemplo en forma de sesiones de apoyo, aumentan significativamente la eficacia, la motivación y la adherencia.

Un campo emergente con gran potencial de innovación es el uso de **tecnologías inmersivas**, en particular **las aplicaciones de realidad virtual (RV)**. Estas tecnologías permiten simular escenarios realistas en los que los afectados se enfrentan específicamente a situaciones emocionalmente desafiantes, por ejemplo como parte de ejercicios de exposición, entrenamiento de habilidades sociales o para promover la autoconciencia consciente. En el tratamiento de la depresión bipolar, las intervenciones apoyadas en la RV pueden ayudar a entrenar las interacciones sociales, regular las reacciones emocionales en un entorno controlado o afrontar los factores estresantes internos de una manera orientada a la confrontación. Los primeros estudios muestran que los procedimientos basados en la RV pueden aliviar los síntomas depresivos, reforzar la experiencia de autoeficacia y mejorar la autorregulación emocional. El futuro está en seguir desarrollando contenidos de RV individualizados que puedan adaptarse con flexibilidad a las necesidades clínicas y los objetivos terapéuticos.

Otro campo de gran relevancia es el uso de la **inteligencia artificial (IA)** para el **reconocimiento predictivo de patrones**. Los algoritmos pueden utilizar grandes cantidades de datos -

como grabaciones de voz, textos escritos o comportamientos de uso de teléfonos inteligentes- para identificar características específicas que indiquen un episodio depresivo inminente. En el análisis de la voz, por ejemplo, los cambios en la prosodia, el ritmo del habla, el volumen o la coloración emocional pueden interpretarse como marcadores de estados afectivos. En el procesamiento de textos, se analizan patrones semánticos y sintácticos que se correlacionan con determinados estados mentales. También en este caso la investigación se encuentra en una fase incipiente, pero el objetivo a largo plazo es desarrollar **sistemas de alerta temprana individualizados** que no sólo proporcionen señales utilizables para el diagnóstico, sino que también puedan generar recomendaciones terapéuticas específicas. En combinación con datos psicométricos, parámetros fisiológicos e información contextual, estos sistemas podrían generar una imagen completa del estado mental actual y sugerir intervenciones específicas y personalizadas.

En general, puede decirse que la digitalización de la asistencia psiquiátrica -especialmente en el ámbito de los trastornos bipolares- encierra un enorme potencial para la prevención, la detección precoz, la monitorización continua y las intervenciones terapéuticas. La atención no se centra únicamente en la innovación tecnológica, sino en su integración significativa en una atención holística y centrada en el paciente. Un uso éticamente responsable, la protección de datos sensibles, el refuerzo de los conocimientos sobre salud digital y una estrecha cooperación entre los desarrolladores de tecnología, los médicos y los grupos de pacientes son requisitos previos para que la psiquiatría digital no solo sea más eficiente, sino también más humana y eficaz.

7.4 Conceptos preventivos y orientados a la resiliencia

Mientras que muchas medidas terapéuticas se centran en el control de los episodios agudos o la prevención de las recaídas, cada vez cobran más importancia los conceptos que hacen hincapié en el fomento de la resiliencia psicológica y la prevención de los episodios afectivos. Estos enfoques se basan en la constatación de que no sólo el control de los síntomas, sino también el fortalecimiento de los recursos promotores de la salud es un factor central para una vida estable a largo plazo con trastorno bipolar.

Los programas para fomentar la resiliencia combinan elementos de terapia conductual con intervenciones psicoeducativas, sociales y basadas en la atención plena. Su objetivo es desarrollar una estructura diaria estable, promover la autorregulación emocional, crear redes sociales sostenibles y desarrollar una imagen positiva de uno mismo. La actividad física, una dieta sana, dormir lo suficiente y el uso consciente de los medios digitales también se integran en estos programas como factores estabilizadores.

La prevención precoz es especialmente importante para las personas con predisposición genética. Los niños y adolescentes de familias con trastorno bipolar corren un mayor riesgo de padecer trastornos afectivos, pero este riesgo puede reducirse significativamente con medidas preventivas específicas. Entre ellas se encuentran las intervenciones familiares, los programas de coaching para la regulación de las emociones, los servicios psicosociales de grupo y los servicios de apoyo digital de bajo umbral. Estas estrategias no sólo tienen por objeto prevenir un trastorno manifiesto, sino también promover factores de protección y habilidades de afrontamiento en una fase temprana.

En general, estos nuevos avances marcan un cambio de paradigma en el tratamiento de la depresión bipolar: Se pasa de una concepción de la enfermedad orientada al déficit a una estructura asistencial orientada a los recursos, personalizada e integradora, que no sólo estabiliza a los afectados, sino que les permite llevar una vida lo más autodeterminada, sana y plena posible.

7.5 Bibliografía (Capítulo 7)

Aan Het Rot, M., Zarate, C. A., Charney, D. S., & Mathew, S. J. (2012). Ketamine for depression: Where do we go from here? *Biological Psychiatry, 72*(7), 537-547.
https://doi.org/10.1016/j.biopsych.2012.05.003

Andrade, C. (2017). Ketamina para la depresión, 3: ¿Importa la quiralidad? *The Journal of Clinical Psychiatry, 78*(5), e674-e677.
https://doi.org/10.4088/JCP.16f11366

Cuijpers, P., Karyotaki, E., Reijnders, M., Purgato, M., de Wit, L., & Ebert, D. D. (2019). Meta-análisis y mega-análisis de la efectividad de las intervenciones de salud digital para la salud mental: Una revisión global. *World Psychiatry, 18*(3), 313-324.
https://doi.org/10.1002/wps.20673

Fava, M., Freeman, M. P., Flynn, M., Judge, H., Hoeppner, B. B., Cusin, C., ... & Ionescu, D. F. (2020). Ensayo doble ciego, controlado con placebo, de dosis de ketamina intravenosa como terapia adyuvante en la depresión resistente al tratamiento (TRD). *Molecular Psychiatry, 25*(7), 1592-1603.
https://doi.org/10.1038/s41380-018-0030-5

Goodwin, F. K., & Jamison, K. R. (2007). *Manic-depressive illness: Bipolar disorders and recurrent* depression (2ª ed.). Oxford University Press.

Ionescu, D. F., Felicione, J. M., Gosai, A., Cusin, C., Shin, P., Shapero, B. G., ... & Zárate, C. A. (2018). Cambios cerebrales asociados a la ketamina: Una revisión de la literatura de neuroimagen. *Harvard Review of Psychiatry, 26*(6), 320-339. https://doi.org/10.1097/HRP.0000000000000193

López-Muñoz, F., & Álamo, C. (2011). Metabolitos activos de antidepresivos: Una revisión de su eficacia clínica. *CNS Drugs, 25*(6), 511-526. https://doi.org/10.2165/11593030-000000000-00000

Miklowitz, D. J., Schneck, C. D., Singh, M. K., Taylor, D. O., George, E. L., Cosgrove, V. E., ... & Chang, K. D. (2014). Early intervention for symptomatic youth at risk for bipolar disorder: A randomised trial of family-focused therapy. *Journal of the American Academy of Child & Adolescent Psychiatry, 53*(2), 121-134. https://doi.org/10.1016/j.jaac.2013.10.004

Moeskops, M., Gluud, C., Højlund, M., & Jakobsen, J. C. (2023). Esketamine for treatment-resistant depression: A systematic review and meta-analysis (Esketamina para la depresión resistente al tratamiento: revisión sistemática y metaanálisis). *The Lancet Psychiatry, 10*(1), 29-41. https://doi.org/10.1016/S2215-0366(22)00247-6

Pereira, V. H., Almeida, P. R., Cunha-Reis, D., & Ferreira, T. L. (2020). Enfoques terapéuticos orientados a la resiliencia en los trastornos afectivos: Una revisión sistemática de los modelos

teóricos. *Frontiers in Psychology, 11*, 2639.
https://doi.org/10.3389/fpsyg.2020.586199

Topolovec-Vranic, J., y Natarajan, K. (2016). El uso de la tecnología de realidad virtual en el tratamiento de la ansiedad y otros trastornos psiquiátricos. *Harvard Review of Psychiatry, 24*(4), 260-266.
https://doi.org/10.1097/HRP.0000000000000138

Young, K. D., Siegle, G. J., Zotev, V., Phillips, R., Misaki, M., Yuan, H., & Bodurka, J. (2017). Ensayo clínico aleatorizado de neurofeedback de amígdala fMRI en tiempo real para el trastorno depresivo mayor: Efectos sobre los síntomas y el recuerdo de la memoria autobiográfica. *American Journal of Psychiatry, 174*(8), 748-755.
https://doi.org/10.1176/appi.ajp.2017.16060637

Capítulo 8 Curación, estabilización y prevención de recaídas

Los conceptos de recuperación, estabilización y prevención de recaídas constituyen el núcleo de cualquier estrategia terapéutica sostenible para el trastorno bipolar. No sólo marcan diferentes etapas en el curso de un tratamiento exitoso, sino también diferentes niveles de recuperación psicológica: desde la liberación aguda de los síntomas hasta el afrontamiento de la vida a largo plazo. Mientras que la "curación" sigue siendo un término complejo y no exento de controversia en psiquiatría, la estabilización y la prevención son objetivos concretos que pueden operacionalizarse y perseguirse en la práctica clínica. En este capítulo se analizan de forma exhaustiva los requisitos previos, los métodos y las perspectivas de estos tres conceptos centrales.

8.1 La curación como concepto en psiquiatría afectiva

La idea de "curación" en el contexto de los trastornos bipolares es un término que debe utilizarse con mucha cautela y diferenciación tanto en la práctica clínica como en el discurso social. Los trastornos bipolares son trastornos afectivos crónicos y recurrentes que suelen durar años o décadas, con alternancia de episodios depresivos, maníacos o mixtos, así como intervalos libres de síntomas. La imprevisibilidad de las recaídas, la gran variabilidad interindividual del curso y la necesidad, a menudo de por vida, de apoyo terapéutico se oponen a una concepción convencional de la recuperación en el sentido de una liberación completa y permanente de los síntomas. No obstante, muchos enfermos de experimentan fases más largas de estabilidad emocional en las que no se presentan síntomas afectivos y es posible una plena participación social, profesional y personal. En estos casos, es posible hablar de una recuperación funcional o subjetivamente experimentada, como expresión de una adaptación satisfactoria a la enfermedad y de un estilo de vida satisfactorio a pesar de la vulnerabilidad existente.

Los modernos conceptos psicodinámicos, humanistas y orientados a la recuperación de la curación van mucho más allá de la definición puramente médica, que se limita a la desaparición de los síntomas clínicamente detectables. En su lugar, se centran en la experiencia subjetiva de los afectados, es decir, la experiencia de la calidad de vida, la autoeficacia, la coherencia interior y la integración social. La curación no se entiende como un estado estático, sino como un proceso dinámico y biográfico que puede caracterizarse tanto por fases de estabilidad como por recaídas, crisis o reorientación. Esta visión orientada al proceso reconoce que no siempre es posible o necesario liberarse por completo de los síntomas para llevar una vida plena y autodeterminada. Se trata más bien de desarrollar estrategias individuales para afrontar la enfermedad, clarificar los valores y objetivos personales y formar una identidad estable y sostenible en la que el trastorno bipolar sea una parte, pero no el centro, de la historia de la propia vida.

El concepto de **aceptación de la enfermedad**, que no debe confundirse con resignación, sino que significa aceptar activamente el diagnóstico, el curso de la enfermedad y las propias limitaciones, es fundamental para entender la curación. Esta aceptación constituye la base de una planificación realista de la vida, del desarrollo de habilidades de autocuidado y de la comprensión de que no todos los aspectos de la enfermedad pueden controlarse, pero sí la forma en que se afronta. En términos terapéuticos, esto significa que la atención no debe centrarse exclusivamente en la desaparición de los síntomas, sino en reforzar los recursos psicológicos y sociales, en experimentar un sentido de pertenencia y de significado y en recuperar la confianza en la propia vida. Asumir las rupturas biográficas relacionadas con la enfermedad -como relaciones fracasadas, educación interrumpida, pérdidas o traumas debidos a episodios maníacos o depresivos anteriores- también forma parte de este proceso integral.

Otro aspecto de la curación funcional es **recuperar una imagen estable de sí mismo** que no esté caracterizada exclusivamente por el diagnóstico. En la fase depresiva en particular, muchos enfermos tienden a tener una autoimagen negativamente distorsionada caracterizada por sentimientos de culpa, vergüenza, autodesprecio y desesperanza. Un apoyo terapéutico eficaz puede ayudar a relativizar estas creencias negativas, a redescubrir las propias fuerzas y a construir un autoconcepto coherente que integre también las partes de la enfermedad sin identificarse con ellas. Los métodos narrativos, el trabajo biográfico, las formas creativas de expresión y las discusiones orientadas a los recursos también desempeñan aquí un papel central.

La integración psicosocial es también una parte esencial del proceso de curación. Muchos enfermos afirman, , que el mayor reto no consiste en hacer frente a los síntomas en sí, sino en volver a la sociedad: reanudar las actividades profesionales, establecer relaciones resistentes, hacer frente a las experiencias de estigmatización y encontrar un lugar en el tejido social. Por lo tanto, el apoyo terapéutico también debería tener en cuenta los aspectos sociales, profesionales y orientados a la comunidad, y aspirar a crear oportunidades concretas de participación, romper el aislamiento y promover un sentimiento de pertenencia.

Por último, pero no por ello menos importante, **la participación activa de los afectados es** una característica central de una concepción moderna de la curación. Una relación terapéutica a la altura de los ojos, basada en la autodeterminación, la cooperación y la transparencia, constituye la base de un concepto de tratamiento sosteniblemente eficaz. Los pacientes no son meros receptores pasivos de medidas médicas, sino expertos en sus propias realidades. Tienen conocimientos, experiencia y competencias que deben incorporarse al proceso terapéutico para desarrollar soluciones realistas y sostenibles. La inclusión de enfoques inter pares, grupos de autoayuda y expertos en experiencias puede reforzar aún más este proceso.

En resumen, puede decirse que la recuperación en el contexto de los trastornos bipolares no debe entenderse como un objetivo final que se alcanza mediante intervenciones terapéuticas, sino más bien como un viaje individual, a menudo a lo largo de toda la vida, en el que las personas aprenden a vivir con una enfermedad compleja, desarrollan sus recursos y configuran sus vidas de forma significativa - también con reveses, rupturas y nuevos comienzos. Esta comprensión no sólo abre nuevas posibilidades terapéuticas, sino que también da esperanza, porque no se centra en la perfección, sino en la humanidad y el desarrollo.

8.2 Estabilización en el curso interepisódico

En el tratamiento psiquiátrico de los trastornos bipolares, la estabilización es una fase de tratamiento independiente y especialmente delicada que marca la transición entre las fases agudas de la enfermedad y la remisión a largo plazo. No se trata de una mera fase de recuperación ni de mero seguimiento, sino de un período de intervención clínicamente muy relevante en el que se establece un rumbo decisivo para el curso ulterior de la enfermedad. El objetivo central es restablecer el equilibrio emocional, cognitivo y social y mantenerlo a largo plazo. Al mismo tiempo, debe mejorarse el funcionamiento psicosocial y reducirse al máximo el riesgo de recaída a largo plazo mediante medidas profilácticas específicas.

La importancia de esta fase se debe a su compleja dinámica: mientras que los síntomas agudos de un episodio maníaco o depresivo remiten gradualmente o ya han remitido en gran medida, a menudo persisten los denominados **síntomas subsindrómicos**. Entre ellos se encuentran la falta de motivación persistente, los problemas de concentración, la irritabilidad, los problemas de sueño o la disminución de la capacidad de recuperación. Aunque no cumplen los criterios de un episodio afectivo completo , deterioran la calidad de vida, aumentan la vulnerabilidad psicosocial y a menudo actúan como indicadores precoces de nuevos episodios. Es precisamente en esta zona intermedia entre la ausencia de síntomas y la actividad latente de la enfermedad donde se requiere un enfoque terapéutico preciso y afinado.

Desde el punto de vista farmacológico, la estabilización se centra en la **continuación de la medicación profiláctica a largo plazo adaptada individualmente**. En función del curso previo, la eficacia y la tolerabilidad, se utilizan estabilizadores del estado de ánimo como el litio, el ácido valproico, la lamotrigina o determinados antipsicóticos atípicos. El reto terapéutico reside no sólo en mantener el control de los síntomas, sino también en evitar los efectos secundarios acumulativos, garantizar la adherencia y el ajuste precoz en caso de cambios incipientes. Para ello, son esenciales el seguimiento clínico regular, las pruebas de laboratorio y un enfoque abierto y participativo de los efectos secundarios. Especialmente durante la estabilización, es importante reforzar la confianza en la necesidad de un apoyo continuado de la medicación, ya que muchos pacientes en esta fase ya no sienten subjetivamente la necesidad de un tratamiento farmacológico adicional y tienden a interrumpir la medicación por su cuenta, con el conocido riesgo de una rápida recaída.

Además de la farmacoterapia, **las intervenciones psicoterapéuticas** desempeñan un papel decisivo en la estabilización. Tienen por objeto fomentar la aceptación de la enfermedad, reflexionar sobre las cargas biográficas e interpersonales, construir estrategias de autorregulación afectiva y desarrollar mecanismos de afrontamiento sostenibles. En la terapia cognitivo-conductual, la atención se centra en la reducción de los patrones de pensamiento que favorecen las recaídas, el afrontamiento de los factores estresantes y la estructuración de la vida cotidiana. La terapia interpersonal se centra en estabilizar las relaciones interpersonales, abordar los conflictos de rol y establecer ritmos sociales. La terapia de esquemas o los métodos basados en la atención plena pueden ayudar a reconocer patrones de reacción emocional profundamente arraigados y a cambiarlos a largo plazo. Precisamente porque los episodios depresivos suelen ir acompañados de un colapso de la autoestima, sentimientos de culpa o vergüenza o conflictos interpersonales, un apoyo psicoterapéutico cuidadoso es crucial en esta fase.

Este espectro terapéutico se complementa con **medidas somáticas**, cuya importancia no debe subestimarse en absoluto. La actividad física regular -por ejemplo, en forma de terapia de ejercicio, deportes de resistencia moderada o yoga- no sólo favorece la estabilización neurobiológica, sino que también tiene un efecto positivo sobre el sueño, el estado de ánimo y la autoestima. Una dieta equilibrada y nutritiva ayuda a mejorar el rendimiento cognitivo y el metabolismo, especialmente en caso de aumento de peso o cambios metabólicos inducidos por fármacos. **Las medidas de higiene del sueño** sirven para estabilizar el ritmo circadiano y tienen un efecto preventivo de las recaídas, ya que la privación de sueño puede desencadenar episodios maníacos y depresivos. **Las estrategias específicas para hacer frente al estrés** -por ejemplo, en forma de técnicas de relajación, gestión del tiempo o planificación del aislamiento social- también forman parte integrante de la fase de estabilización.

Un factor decisivo para el éxito sostenible en esta fase es la **participación activa de los pacientes** en la planificación del tratamiento. Una comunicación transparente en un espíritu de colaboración sobre las experiencias, preocupaciones, objetivos y recursos individuales crea la base para una alianza terapéutica sostenible. Promover la responsabilidad personal, la toma de decisiones conjunta y la capacidad de reflexión no sólo es éticamente necesario, sino que también ayuda a evitar el abandono del tratamiento y a reforzar la identificación con el proceso terapéutico. La creación de planes conjuntos de prevención de recaídas, la definición de objetivos cotidianos alcanzables de forma realista y la retroalimentación sobre los cambios subjetivos contribuyen a garantizar que el tratamiento no se experimente como una medida determinada externamente, sino como un proceso personalmente significativo.

Otro componente clave es la **inclusión del entorno social**, especialmente de los familiares. Las relaciones familiares y amistosas suelen verse afectadas por las fases agudas de la enfermedad, pero la reintegración consciente en los contextos sociales puede marcar la diferencia, especialmente en la fase de estabilización. Los familiares deben ser informados sobre la enfermedad, los síntomas típicos, las señales de alarma y la forma de afrontar los cambios agudos, y recibir formación en comunicación. La cooperación con estructuras de apoyo psicosocial -como servicios psiquiátricos sociales, grupos de autoayuda, medidas de reinserción laboral o proyectos comunitarios- amplía el campo de acción de los afectados y fomenta su participación social.

En general, la fase de estabilización no es un tiempo de espera pasiva, sino una fase muy activa de puesta a punto, refuerzo, prevención y reconstrucción. Constituye la base de la gestión de la enfermedad a largo plazo y debe acompañarse con tanta precisión profesional, compromiso terapéutico y atención interpersonal como el tratamiento agudo. Es precisamente en esta fase, a menudo subestimada, donde se decide si una vida con trastorno bipolar puede ser estable, integrada y significativa.

8.3 La prevención de recaídas como estrategia a largo plazo

La prevención de recaídas es un elemento central de cualquier terapia moderna para los trastornos bipolares. Su objetivo no es sólo prevenir nuevos episodios depresivos o maníacos, sino también fomentar la resiliencia psicológica a largo plazo. La base para ello es un conocimiento preciso de los signos individuales de alerta precoz, los desencadenantes y los patrones biográficos de riesgo.

Un componente de probada eficacia es la creación de un plan individualizado de prevención de recaídas, que se elabora junto con el especialista tratante. Contiene información específica sobre los signos precoces típicos, estrategias de autorregulación, planes de gestión de crisis y datos de contacto de personas de referencia importantes. Además, se refuerzan periódicamente los elementos psicoeducativos con el fin de reforzar la competencia para hacer frente a la propia enfermedad.

La prevención de recaídas también incluye medidas estructurales: una estructura diaria fiable, la reducción de los factores estresantes externos, la abstinencia del consumo de sustancias y el mantenimiento consciente de las relaciones sociales. El uso de herramientas digitales -como el control del estado de ánimo o la adherencia a la medicación- también puede ser útil, siempre que estén integradas en un concepto global de tratamiento.

A largo plazo, la prevención de recaídas no debe entenderse como una evitación pasiva de los síntomas, sino como un comportamiento de salud activo y autodeterminado. Es la expresión de una gestión madura de la enfermedad y la base de una vida lo más estable y satisfactoria posible a pesar de la vulnerabilidad existente.

Por lo tanto, la curación, la estabilización y la prevención no son etapas separadas, sino dimensiones entrelazadas del éxito de la gestión a largo plazo del trastorno bipolar. Constituyen el marco en el que las vías de recuperación individuales se hacen visibles y pueden configurarse.

8.4 Bibliografía (Capítulo 8)

Colom, F., Vieta, E., Sánchez-Moreno, J., Palomino-Otiniano, R., Reinares, M., Goikolea, J. M., & Martínez-Arán, A. (2009). Psicoeducación grupal para trastornos bipolares estabilizados: resultado a 5 años de un ensayo clínico aleatorizado. *The British Journal of Psychiatry, 194*(3), 260-265.
https://doi.org/10.1192/bjp.bp.108.034645

Gitlin, M. J., Swendsen, J., Heller, T. L., & Hammen, C. (1995). Recaída y deterioro en el trastorno bipolar. *American Journal of Psychiatry, 152*(11), 1635-1640.
https://doi.org/10.1176/ajp.152.11.1635

Lam, D. H., Watkins, E. R., Hayward, P., Bright, J., Wright, K., Kerr, N., ... & Sham, P. (2005). A randomised controlled study of cognitive therapy for relapse prevention for bipolar affective disorder: Outcome of the first year. *Archives of General Psychiatry, 60*(2), 145-152. https://doi.org/10.1001/archpsyc.60.2.145

Miklowitz, D. J., & Johnson, S. L. (2006). The psychosocial treatment of bipolar disorder (El tratamiento psicosocial del trastorno bipolar). *Current Directions in Psychological Science, 15*(5), 252-255. https://doi.org/10.1111/j.1467-8721.2006.00447.x

Morriss, R., Faizal, M. A., Jones, A. P., Williamson, P. R., & Bolton, C. (2007). Intervenciones para ayudar a las personas a reconocer los signos tempranos de recurrencia en el trastorno bipolar (Revisión Cochrane traducida). *Base de datos Cochrane de revisiones sistemáticas, 2007*(1), CD004854.
https://doi.org/10.1002/14651858.CD004854.pub2

Post, R. M., & Altshuler, L. L. (2006). El tratamiento con estabilizadores del estado de ánimo aumenta la duración de la eutimia en la enfermedad bipolar I. *Bipolar Disorders, 8*(2), 146-152.
https://doi.org/10.1111/j.1399-5618.2006.00289.x

Reinares, M., Sánchez-Moreno, J., & Fountoulakis, K. N. (2014). Intervenciones psicosociales en el trastorno bipolar: Qué, para quién y cuándo. *Journal of Affective Disorders, 156*, 46-55. https://doi.org/10.1016/j.jad.2013.12.018

Vieta, E., & Pacchiarotti, I. (2021). Estrategias de tratamiento a largo plazo para el trastorno bipolar. *International Journal of Neuropsychopharmacology, 24*(9), 719-734.
https://doi.org/10.1093/ijnp/pyab021

Yatham, L. N., Kennedy, S. H., Parikh, S. V., Schaffer, A., Bond, D. J., Frey, B. N., ... & Ravindran, A. V. (2018). Red canadiense para tratamientos del estado de ánimo y la ansiedad (CANMAT) y Sociedad Internacional de Trastornos Bipolares (ISBD) 2018 directrices para el manejo de pacientes con trastorno bipolar. *Trastornos bipolares, 20*(2), 97-170.
https://doi.org/10.1111/bdi.12609

Capítulo 9: Vivir con trastorno bipolar: perspectivas personales y sociales

El trastorno bipolar es algo más que una afección médica: es una experiencia que cambia la vida. Para los afectados, para sus familiares y para su entorno social, es un reto constante que afecta a todos los ámbitos de la vida: El trabajo, las relaciones, la vida familiar, las amistades, la educación, la autoimagen y el sentido de la vida. Este capítulo está dedicado a aquellas dimensiones que van más allá de la perspectiva clínico-terapéutica y describen la vida con trastorno bipolar como un proceso continuo de afrontamiento, adaptación e integración.

9.1 Experiencia subjetiva y desarrollo de la identidad

Muchas personas a las que se diagnostica trastorno bipolar informan de un profundo cambio en la imagen que tienen de sí mismas. Para muchos, el diagnóstico marca un punto de inflexión biográfico que va acompañado tanto de alivio como de incertidumbre. Por un lado, el reconocimiento y la denominación de la enfermedad pueden ofrecer explicaciones y alivio, pero también plantean interrogantes sobre la identidad, la autonomía y la configuración del futuro.

La experiencia subjetiva de la enfermedad se caracteriza por la ambivalencia. Las fases depresivas suelen experimentarse como paralizantes, invalidantes y aislantes, mientras que los episodios maníacos pueden ir acompañados de vergüenza, pérdida de control o una imagen distorsionada de uno mismo. Con el tiempo, muchos enfermos desarrollan un nuevo lenguaje para expresar sus estados emocionales, un lenguaje que no niega lo patológico, pero que tampoco excluye lo subjetivo, creativo y existencial.

9.2 Estigma y percepción social

A pesar del aumento de la educación y de la creciente concienciación social, las enfermedades mentales -y el trastorno bipolar en particular- siguen estando asociadas al estigma. Los afectados se enfrentan a menudo a malentendidos, prejuicios o incluso discriminación directa. En los medios de comunicación, las representaciones culturales populares o incluso en la vida cotidiana, el trastorno se presenta a menudo de forma distorsionada, reducida o sensacionalista.

La expectativa social de estabilidad, funcionalidad y control emocional contrasta con la experiencia real de las personas bipolares. Esto a menudo conduce a una doble presión: la lucha interna con la enfermedad y la lucha externa por el reconocimiento, la participación y la dignidad. Esto hace más difícil enfrentarse abiertamente al diagnóstico, lo que a su vez puede aumentar el aislamiento y la vergüenza.

La lucha contra el estigma, las relaciones públicas, los relatos biográficos, los proyectos entre iguales y la labor educativa son medios clave para romper este círculo vicioso. Cuando los afectados comparten sus experiencias con sus propias palabras y en sus propias plataformas, surge una nueva imagen: una que diferencia, reconoce y conecta.

9.3 Relaciones sociales y sistemas de apoyo

La vida con trastorno bipolar rara vez puede gestionarse completamente solo. Las redes sociales -familiares, amistosas o profesionales- desempeñan un papel clave en la estabilización, el afrontamiento y la integración. Los familiares suelen asumir funciones importantes en la vida cotidiana, en la prevención de crisis y en el apoyo terapéutico. Al mismo tiempo, ellos mismos están sobrecargados, a menudo inseguros y emocionalmente afectados.

El éxito de un sistema de apoyo depende de la reciprocidad, la claridad y el respeto. La comunicación, la delimitación, la claridad de funciones y un debate abierto sobre las expectativas y las cargas son cruciales para mantener relaciones estables a largo plazo. Las estructuras de apoyo profesionales -como los programas de apoyo ambulatorio, las clínicas de día, los grupos de autoayuda o la vida asistida- pueden ayudar a evitar el aislamiento social y reforzar la capacidad de actuación.

9.4 Creatividad, expresión y búsqueda de sentido

Bastantes personas con trastorno bipolar manifiestan una mayor capacidad de expresión creativa, especialmente en las fases hipomaníacas o estabilizadas. Ya sea en literatura, música, artes visuales o filosofía, muchos experimentan su enfermedad no sólo como una limitación, sino también como una fuente de sensibilidad, reflexión y profundidad. Esta conexión no debe romantizarse, pero merece ser reconocida como parte de la experiencia subjetiva.

El arte y los procesos creativos pueden ayudar a procesar las tensiones internas, dar forma a la identidad y crear un enfoque no patológico de la propia experiencia. Los planteamientos espirituales y filosóficos también adquieren cada vez más importancia en la vida de muchos de los afectados: las cuestiones sobre el sentido, la responsabilidad, la pertenencia y la trascendencia se plantean de nuevo a través de la experiencia de situaciones psicológicas extremas y a menudo se abordan con nueva seriedad.

9.5 Participación e inclusión

La participación social de las personas con trastorno bipolar no es un subproducto de una terapia exitosa, sino un objetivo central de la atención psiquiátrica. La educación, el trabajo, el compromiso político, la cultura, la familia y la amistad: todos estos ámbitos deben permanecer abiertos y accesibles, incluso en caso de enfermedad crónica. La inclusión no sólo significa accesibilidad espacial o legal, sino también una actitud social que reconozca la diferencia y permita la diversidad.

Vivir con trastorno bipolar -con toda su tragedia e imposición- también puede ser fuente de nuevas formas de interacción social. Exige una cultura de atención plena, desaceleración, comunicación empática y cuidado mutuo. Cuando se practican estos valores, no sólo se crea salud mental, sino también progreso social.

El capítulo concluye con la constatación de que una vida plena con trastorno bipolar es posible, no a pesar de las experiencias que conlleva, sino también en . Para ello se necesita una sociedad dispuesta a escuchar, aprender y apoyar. Y necesita personas que tengan el valor de seguir su propio camino - más allá de las normas, pero con actitud y esperanza.

9.6 Bibliografía (Capítulo 9)

Angermeyer, M. C., y Dietrich, S. (2006). Public beliefs about and attitudes towards people with mental illness: A review of population studies. *Acta Psychiatrica Scandinavica, 113*(3), 163-179. https://doi.org/10.1111/j.1600-0447.2005.00699.x

Beresford, P. (2013). De 'otro' a involucrado: La participación de los usuarios en la investigación en salud mental. *Nordic Social Work Research, 3*(2), 139-148.
https://doi.org/10.1080/2156857X.2013.835138

Corrigan, P. W., y Rao, D. (2012). On the self-stigma of mental illness: Stages, disclosure, and strategies for change. *Canadian Journal of Psychiatry, 57*(8), 464-469.
https://doi.org/10.1177/070674371205700804

Davidson, L., Rakfeldt, J., & Strauss, J. S. (2010). *Las raíces del movimiento de recuperación en psiquiatría: Lecciones aprendidas.* Wiley-Blackwell.

Deegan, P. E. (1996). La recuperación como un viaje del corazón. *Psychosocial Rehabilitation Journal, 19*(3), 91-97.
https://doi.org/10.1037/h0101301

Faulkner, A., y Basset, T. (2012). A helping hand: Taking peer support into the 21st century. *Salud mental e inclusión social, 16*(1), 41-47. https://doi.org/10.1108/20428301211208414

Jamison, K. R. (1995). *An unquiet mind: A memoir of moods and madness.* Alfred A. Knopf.

Jones, S. H. (2004). Ritmos circadianos, modelos multinivel de la emoción y trastorno bipolar: ¿un paso inicial hacia la integración? *Clinical Psychology Review, 24*(4), 469-491.
https://doi.org/10.1016/j.cpr.2004.03.002

Mueser, K. T., Corrigan, P. W., Hilton, D. W., Tanzman, B., Schaub, A., Gingerich, S., ... & Herz, M. I. (2002). Illness management and recovery: A review of the research (Gestión de la enfermedad y recuperación: una revisión de la investigación). *Psychiatric Services, 53*(10), 1272-1284.
https://doi.org/10.1176/appi.ps.53.10.1272

Repper, J., y Carter, T. (2011). Una revisión de la literatura sobre el apoyo entre pares en los servicios de salud mental. *Journal of Mental Health, 20*(4), 392-411.
https://doi.org/10.3109/09638237.2011.583947

Schön, U. (2013). "Recuperación" - ¿Caminos hacia el cambio? Una visión general del campo internacional del discurso. *Psiquiatría Social, 37*(1), 4-10.

Slade, M. (2009). *Recuperación personal y enfermedad mental: Guía para profesionales de la salud mental.* Cambridge University Press.

Capítulo 10: Prevención y detección precoz

La importancia de la prevención y la detección precoz en los trastornos bipolares se ha convertido en los últimos años en el centro de atención de la investigación y la asistencia psiquiátricas. Aunque muchos enfoques terapéuticos se centran en el episodio agudo o en la prevención de recaídas a largo plazo, los datos epidemiológicos muestran que una proporción considerable del sufrimiento, la cronificación y el daño social podría haberse evitado mediante una intervención precoz. Este capítulo examina los fundamentos teóricos, los instrumentos clínicos y las perspectivas prácticas de la psiquiatría preventiva moderna, centrándose en los trastornos bipolares.

10.1 Prevención primaria y factores de riesgo

La prevención primaria es cada vez más importante en psiquiatría, sobre todo en lo que respecta a los trastornos crónicos recidivantes como el trastorno bipolar, en los que la intervención precoz para influir en los factores de riesgo tiene el potencial de prevenir o al menos retrasar la aparición del trastorno y mitigar su curso. El objetivo de la prevención primaria es evitar la primera aparición de síntomas clínicamente manifiestos mediante medidas preventivas que comiencen antes de la aparición del trastorno. En el contexto del trastorno bipolar, que suele comenzar en la adolescencia o en los primeros años de la edad adulta, esto significa principalmente identificar a las personas en riesgo en una fase temprana y proporcionarles un apoyo específico adaptado a la realidad de sus vidas.

La base científica de estos enfoques preventivos es el análisis **de los factores de riesgo conocidos** que indican una mayor vulnerabilidad al desarrollo de trastornos bipolares. Entre ellos se incluyen, en particular, **las predisposiciones genéticas**, según las cuales los antecedentes familiares de trastornos afectivos en primer grado -por ejemplo, en padres o hermanos- se consideran uno de los factores de predicción más potentes. Los estudios demuestran que los hijos de padres con trastorno bipolar tienen un riesgo mucho mayor de desarrollar ellos mismos un trastorno afectivo. Otros factores de riesgo son **las anomalías neurobiológicas**, incluidas las desviaciones en el procesamiento de las emociones, la regulación del estrés o los ritmos circadianos, los **traumas de la primera infancia**, como el abandono, los malos tratos o las experiencias de apego inestables, así como **el estrés psicosocial crónico**, que puede favorecer el desarrollo de la desregulación afectiva, sobre todo en la adolescencia. **Los trastornos del sueño**, por ejemplo en forma de problemas para conciliar el sueño o para dormir toda la noche, cambios en la fase del sueño o ciclos inestables de vigilia-descanso, también se consideran factores de riesgo premórbidos, ya que están estrechamente relacionados con la inestabilidad afectiva. También es especialmente significativa una **mayor sensibilidad a los ritmos sociales y biológicos**, como el trabajo por turnos, el desfase horario, los cambios estacionales o los conflictos sociales, que pueden tener un efecto desregulador sobre el estado de ánimo y los niveles de actividad de las personas vulnerables.

A partir de estos hallazgos, la prevención primaria se orienta hacia dos estrategias centrales: por un lado, la **reducción o modificación de los factores de riesgo** y, por otro, el **fortalecimiento de los factores protectores** que promueven la resiliencia y la estabilidad psicológica. En **las** denominadas **poblaciones de riesgo** - especialmente niños y adolescentes con padres que padecen trastorno bipolar - se ofrecen tempranamente programas específicos de apoyo que incluyen componentes psicoeducativos, psicoterapéuticos y de dinámica familiar. Idealmente, estos programas comienzan en la escuela primaria o en los primeros años de la adolescencia y están dirigidos a promover **la competencia emocional**, las **habilidades sociales**, la **gestión adaptativa del estrés** y las **experiencias de vinculación** positiva. El objetivo es promover la autorregulación emocional, la integración social, la autoeficacia y una imagen estable de sí mismo antes de que aparezcan los primeros síntomas de un trastorno.

Otro elemento clave de los programas preventivos es la **regulación del sueño**. El establecimiento de rutinas diurnas y nocturnas estables, la reducción de la sobreestimulación digital en las horas de la noche, la promoción de una higiene del sueño saludable y el reconocimiento precoz de las inestabilidades circadianas pueden contribuir significativamente a estabilizar los procesos emocionales. El sueño se considera un marcador especialmente sensible en la regulación del afecto y, al mismo tiempo, un factor de riesgo potencialmente modulable, un hecho que puede utilizarse de forma preventiva.

También es muy importante trabajar la **comunicación familiar**. En muchas familias afectadas, existen patrones de comunicación caracterizados por exigencias excesivas, falta de comprensión, desequilibrio emocional o cercanía conflictiva. Las terapias familiares preventivas o el asesoramiento sistémico pueden ayudar a mejorar los canales de comunicación, fomentar la apertura emocional y abordar el estrés en una fase temprana. Esto no sólo reduce el nivel de estrés en la familia, , sino que también mejora la capacidad de respuesta de los padres a los primeros signos de estrés psicológico en los niños.

Los primeros estudios de intervención muestran que **las medidas psicoeducativas y de fomento de la resiliencia** pueden reducir significativamente la incidencia de trastornos afectivos posteriores en niños y adolescentes en situación de riesgo. Se ha demostrado que los programas centrados en el refuerzo positivo, el disfrute de la vida, la actividad física y la participación en grupos sociales son especialmente eficaces. Sin embargo, es crucial para el efecto de tales medidas que **no tengan un** efecto **patologizador**. Etiquetar a los jóvenes como "pacientes de riesgo" puede ser estigmatizante y contraproducente. Por lo tanto, las intervenciones preventivas deben **estar orientadas a los recursos, ser participativas y fomentar el desarrollo**: no deben considerarse una "terapia" precoz, sino ofertas para reforzar la salud mental que sean útiles para todos los niños y jóvenes, independientemente de su riesgo de enfermedad.

De cara al futuro, puede decirse que el éxito de la prevención primaria de los trastornos bipolares requiere un enfoque multidimensional que integre las perspectivas médica, psicológica, familiar y social. Podrían establecerse programas adecuados de intervención precoz en escuelas, centros de asistencia a la juventud, centros de asesoramiento familiar y consultas pediátricas para llegar a los niños especialmente vulnerables en una fase temprana. Al mismo tiempo, es necesario desarrollar la sensibilidad diagnóstica en psiquiatría general y de la adolescencia para reconocer de forma diferenciada los signos de alerta temprana y no confundirlos con comportamientos puberales o crisis temporales.

La prevención primaria del trastorno bipolar significa, en última instancia, crear un espacio para el crecimiento mental antes de que se desarrolle la enfermedad, con un claro enfoque en la autonomía, el empoderamiento y el disfrute de la vida. Es la expresión de una psiquiatría moderna y con visión de futuro que no solo trata, sino que también protege.

10.2 Prevención secundaria e intervención precoz

La prevención secundaria pretende reconocer y contener los procesos incipientes de la enfermedad en una fase temprana, con el objetivo de prevenir la manifestación completa de la enfermedad, mitigar su curso y evitar la evolución crónica mediante intervenciones específicas. La prevención secundaria es especialmente importante en el contexto de los trastornos bipolares, ya que el inicio de la enfermedad suele ser difuso, heterogéneo y difícil de precisar. Los primeros síntomas son a menudo inespecíficos o se atribuyen inicialmente a un trastorno depresivo unipolar, lo que aumenta considerablemente el riesgo de diagnóstico erróneo. Esta incertidumbre diagnóstica en las fases iniciales suele conducir a enfoques terapéuticos inadecuados, como la monoterapia con antidepresivos sin estabilizadores del estado de ánimo, un enfoque que puede asociarse a un mayor riesgo de cambios de fase, ciclación rápida y cronificación.

El **diagnóstico diferencial** preciso **entre la depresión unipolar y la aparición del trastorno bipolar** es, por tanto, la preocupación central de los diagnósticos preventivos secundarios.

Precisamente porque muchos cursos bipolares comienzan con una manifestación depresiva inicial y los síntomas maníacos a veces sólo aparecen años más tarde, se requiere un enfoque diagnóstico especialmente sensible. Esto requiere un enfoque multidimensional que no sólo registre los síntomas actuales, sino que también tenga en cuenta la progresión a largo plazo, la estructura de la personalidad, el estrés familiar y los sutiles indicios prodrómicos.

Los signos típicos **de alerta temprana** de la evolución bipolar incluyen **estados de ánimo inestables**, inestabilidad emocional pronunciada, **irritabilidad por encima de la media, trastornos del sueño relacionados con el sueño,** pero también **episodios de mayor productividad o creatividad,** aumento de la **actividad psicomotriz**, una necesidad inusualmente fuerte de interacción social o **un comportamiento impulsivo de asunción de riesgos** que no se integra adecuadamente en la estructura de la vida cotidiana. Estos síntomas no suelen ser continuos, sino que se producen de forma intermitente y a menudo son trivializados o incluso vistos de forma positiva por los afectados o su entorno. Especialmente en la adolescencia y la juventud -la fase típica de aparición de los trastornos bipolares- pueden confundirse fácilmente con cambios de humor o crisis vitales relacionados con el desarrollo.

El registro sistemático **de estos signos precoces** mediante **instrumentos de anamnesis** estructurados y **herramientas de cribado** validadas es esencial. Cuestionarios como **el Mood Disorder Questionnaire (MDQ)**, la **Hypomania Checklist-32 (HCL-32)** o la **Bipolar Spectrum Diagnostic Scale (BSDS)** han demostrado ser útiles en la práctica clínica para reconocer patrones llamativos en una fase temprana. Además, se requiere una cuidadosa **exploración biográfica**, sobre todo en lo que respecta a experiencias traumáticas tempranas, cargas familiares con trastornos afectivos o psicóticos y desarrollo psicosocial. Debe prestarse especial atención a **los indicios sutiles de episodios hipomaníacos previos**, que a menudo no se experimentan como patológicos pero son reconocibles retrospectivamente, por ejemplo en forma de estados inusuales de energía, euforia, insomnio sin agotamiento o persecución excesiva de objetivos.

La integración de **centros especializados en detección precoz** -como los que se están creando cada vez más en clínicas e institutos psiquiátricos universitarios- es un paso importante hacia la garantía de calidad en la prevención secundaria. Estos centros cuentan con equipos multidisciplinares que combinan conocimientos psiquiátricos, psicológicos, neuropsicológicos y psicosociales. El diagnóstico se complementa con **pruebas neuropsicológicas** que proporcionan información sobre la concentración, la memoria de trabajo, la regulación del afecto y las funciones ejecutivas. Además, los procedimientos **neurobiológicos**, como la imagen funcional (fMRI, PET) o los procedimientos basados en EEG, pueden utilizarse para detectar anomalías en el control cortical de la excitación, el procesamiento de las emociones o los ritmos circadianos. Aunque estos métodos aún no forman parte de los diagnósticos rutinarios, a largo plazo abren la posibilidad de desarrollar **evaluaciones de riesgo basadas en biomarcadores** y crear modelos predictivos de la dinámica individual de la enfermedad.

Sobre la base de este diagnóstico, pueden introducirse **medidas de intervención precoz** de forma selectiva. En , éstas **incluyen** principalmente **servicios psicoeducativos** que informan sobre la naturaleza de los trastornos bipolares, su posible evolución y el principio de prevención de recaídas sin patologizar ni alimentar temores. Un objetivo central es promover el **conocimiento de la enfermedad** sin establecer prematuramente un diagnóstico. Además, la **regulación selectiva del ritmo sueño-vigilia** es un medio muy eficaz de estabilización precoz. Incluso pequeñas intervenciones para establecer horarios regulares para acostarse y levantarse, controlar la luz y los estímulos y reducir el consumo de medios de comunicación por la noche pueden ayudar a estabilizar el ritmo circadiano.

En determinados casos, también puede estar indicado **un tratamiento farmacológico a dosis bajas**, por ejemplo con **litio**, **quetiapina** o **lamotrigina**, para aliviar el empeoramiento de los síntomas, estabilizar la inestabilidad del estado de ánimo o tratar los trastornos del sueño. Esta decisión debe tomarse siempre teniendo muy en cuenta los riesgos, los beneficios y la carga individual, idealmente en el marco de un estrecho seguimiento por especialistas experimentados. Además, son útiles **las medidas psicoterapéuticas** de apoyo dirigidas a la autoobservación, la regulación del afecto, la gestión del estrés y el desarrollo de un marco social estabilizador. La terapia cognitivo-conductual, la terapia interpersonal o los métodos basados en la atención plena pueden utilizarse eficazmente en las primeras fases para cuestionar los patrones de pensamiento disfuncionales, reforzar la autoeficacia y promover el autocontrol emocional.

A largo plazo, la prevención secundaria ofrece la oportunidad no sólo de retrasar o prevenir las manifestaciones de la enfermedad, sino también de promover una **actitud respetuosa y**

empoderadora hacia el malestar psicológico. Una intervención precoz y precisa puede ayudar a evitar la sensación de pérdida de control e impotencia que muchas personas con trastorno bipolar experimentan en sus primeros episodios manifiestos. Abre la posibilidad de afrontar proactivamente la vulnerabilidad emocional, tomar decisiones vitales de forma más consciente y establecer relaciones terapéuticas antes de que la escalada se haga necesaria.

La prevención secundaria es, por tanto, un enfoque con visión de futuro de la asistencia psiquiátrica moderna: se basa en diagnósticos diferenciados, apoyo continuo y refuerzo individual, con el objetivo de entender la salud no sólo como ausencia de enfermedad, sino como la capacidad de reconocer las crisis en una fase temprana, clasificarlas y gestionarlas de forma constructiva.

10.3 Prevención terciaria y evitación de la cronificación

Dentro del espectro preventivo de la asistencia psiquiátrica, la prevención terciaria es el área central que se ocupa de las medidas para **evitar recaídas, complicaciones, pérdidas funcionales y desintegración** social en el caso de una enfermedad ya diagnosticada y tratada. A diferencia de la prevención primaria y secundaria, que se centran en la prevención o la intervención precoz antes de que el trastorno se convierta en un trastorno completo, la prevención terciaria aborda el **curso a largo plazo de** la enfermedad y tiene como objetivo la **estabilización, la rehabilitación y la reintegración.** Se solapa en muchos aspectos con la prevención de recaídas, pero va más allá al centrarse también en **las consecuencias psicosociales a largo plazo, los trastornos comórbidos y los déficits funcionales crónicos**.

La prevención terciaria es especialmente importante en el contexto de **los trastornos bipolares**, que suelen tener un curso crónico y recidivante. Los trastornos bipolares pueden asociarse a una considerable desestabilización psicosocial, deterioro cognitivo, aumento de las tendencias suicidas y tratamiento hospitalario recurrente. **El riesgo de cronificación** es elevado, especialmente en pacientes cuya enfermedad se diagnosticó tarde, cuyos episodios depresivos permanecieron sin tratar durante mucho tiempo o que recibieron un tratamiento inadecuado, por ejemplo monoterapia con antidepresivos sin apoyo estabilizador del estado de ánimo. Este tratamiento inadecuado puede provocar cambios estructurales en la imagen de uno mismo, retraimiento social y un alto grado de autoestigmatización.

Un objetivo central de la prevención terciaria es, por tanto, la **prevención de la progresión de la enfermedad**, en particular reduciendo la frecuencia, duración e intensidad de nuevos episodios. La profilaxis continua de las recaídas con medicación constituye la piedra angular de este objetivo, que se complementa con un estrecho **seguimiento terapéutico**, medidas psicoeducativas y estabilización psicoterapéutica. Es especialmente importante evitar **la rehospitalización**, que para muchos enfermos se asocia a una ruptura considerable del tejido social, vergüenza, pérdida del trabajo o conflictos familiares. Las estrategias de prevención de crisis y de intervención precoz, como los planes de recaída elaborados individualmente, los contactos de urgencia flexibles o las unidades de vida asistida, figuran entre los instrumentos más eficaces en la prevención terciaria.

Otro foco de atención es la **reinserción** social. Muchas personas con trastorno bipolar experimentan interrupciones en su biografía educativa, dificultades en su vida profesional o la pérdida de relaciones familiares y amistosas durante el curso de la enfermedad. Por ello, la prevención terciaria incluye también medidas para la reinserción profesional, la participación en programas de cualificación, el fomento de las competencias psicosociales y la reanudación o el mantenimiento de estructuras de vida estables. Ofertas como el trabajo supervisado, las empresas inclusivas, las medidas de rehabilitación profesional, los centros de día psicosociales o los proyectos de participación comunitaria pueden dar un impulso decisivo para una reconexión social sostenible.

Los modelos terapéuticos adaptativos que se ajustan individualmente al curso de la enfermedad, a la capacidad de recuperación psicosocial y a la situación vital de los afectados desempeñan aquí un papel especial. Estos modelos deben ser capaces de reaccionar con flexibilidad a las diferentes formas de progresión, por ejemplo, a las fases de mayor inestabilidad, a los trastornos comórbidos como el abuso de sustancias, los trastornos de ansiedad o los trastornos de personalidad, o a los retos relacionados con la edad en el curso a largo plazo de la enfermedad. Una forma de terapia demasiado rígida que no tenga en cuenta los recursos personales, la biografía y el entorno suele pasar por alto la realidad de la vida del paciente y aumenta el riesgo de abandono de la terapia.

Los modelos de atención basados en la comunidad son una estructura especialmente eficaz en este contexto. Ofrecen servicios de apoyo de bajo umbral, locales y disponibles de forma continua, permiten la atención de proximidad, promueven una mejor coordinación entre especialistas, médicos de cabecera, psicoterapeutas y trabajadores sociales y, en caso necesario, también integran a asesores de iguales o familiares. La estrecha interconexión de los distintos sistemas de apoyo permite garantizar una atención que no sea episódica y orientada a las crisis, sino **continua, preventiva e integrada en el mundo de la vida**.

Otro elemento central de las medidas de prevención terciaria es la **promoción de la participación social** en el sentido de un estilo de vida activo y autodeterminado a pesar de una enfermedad mental existente. Esto incluye el acceso a la educación, la cultura, la comunidad y los procesos políticos, así como la oportunidad de mantener relaciones de pareja, la paternidad o la organización de su propia vida. La reducción de la estigmatización -tanto desde el exterior como en forma de autoestigma- es tan fundamental como el establecimiento de redes sociales sostenibles. Los grupos de autoayuda, las comunidades digitales, el intercambio de experiencias entre iguales o los modelos de tutoría psicosocial pueden proporcionar un apoyo crucial para este proceso de reconexión.

De cara al futuro, el éxito de la prevención terciaria requiere una **integración** coherente **de elementos médicos, psicoterapéuticos, sociales y orientados a la comunidad** que se organicen de forma flexible y cooperativa. Las relaciones de tratamiento a largo plazo, los equipos multiprofesionales y una comprensión participativa de la terapia orientada a los recursos constituyen la base de una asistencia sostenible. En el futuro, la digitalización y la inteligencia artificial podrían ayudar a crear análisis de progreso personalizados, identificar los riesgos de recaída en una fase temprana y coordinar mejor los pasos del tratamiento. Al mismo tiempo, la relación interpersonal, la sensación de fiabilidad, el reconocimiento y la confianza siguen siendo los factores clave de una atención terciaria eficaz.

La prevención terciaria significa, por tanto, algo más que evitar nuevas crisis: Es una expresión de continuidad y responsabilidad psiquiátricas, con el objetivo no sólo de controlar los síntomas, sino también de permitir a las personas con trastorno bipolar participar lo más plenamente posible en la sociedad, restablecer sus perspectivas vitales y realizar su potencial individual.

10.4 Investigación sobre prevención y responsabilidad social

La prevención del trastorno bipolar no es sólo una tarea médica, sino también social. Las escuelas, las familias, los medios de comunicación, los empresarios y los sistemas sanitarios están igualmente llamados a ser sensibles, informativos y solidarios. La prevención no significa control ni normalización, sino atención, transferencia de conocimientos y desestigmatización.

Hay que intensificar la investigación en el campo de la prevención, sobre todo en lo que respecta a los procesos a largo plazo, las diferencias transculturales, los aspectos específicos de cada sexo y las condiciones socioeconómicas de . Es necesario invertir en la investigación de los servicios sanitarios, la evaluación de los programas preventivos, las redes interdisciplinarias y un marco político que considere la salud mental como una prioridad para el conjunto de la sociedad.

Una psiquiatría preventiva eficaz no sólo crea la oportunidad de evitar la enfermedad, sino también de configurar un desarrollo sano, trayectorias vitales resistentes y un apoyo digno. Es la expresión de una sociedad ilustrada, empática y sostenible.

10.5 Bibliografía (Capítulo 10)

Beardslee, W. R., Gladstone, T. R. G., & O'Connor, E. E. (2011). Transmisión y prevención de los trastornos del estado de ánimo entre los hijos de padres afectivamente enfermos: Una revisión. *Journal of the American Academy of Child & Adolescent Psychiatry, 50*(11), 1098-1109.
https://doi.org/10.1016/j.jaac.2011.08.001

Berk, M., Post, R., Ratheesh, A., Gliddon, E., Singh, A. B., Vieta, E., ... & McGorry, P. D. (2017). Estadificación en el trastorno bipolar: Del marco teórico a la utilidad clínica. *World Psychiatry, 16*(3), 236-244.
https://doi.org/10.1002/wps.20437

Duffy, A., Vandeleur, C., Heffer, N., Preisig, M., & Hillegers, M. (2020). La identificación temprana de los trastornos del estado de ánimo en los jóvenes: El proyecto IDEA. *Early Intervention in Psychiatry, 14*(1), 3-9.
https://doi.org/10.1111/eip.12892

Insel, T. R., & Fenton, W. S. (2005). Epidemiología psiquiátrica: Ya no se trata sólo de contar. *Archives of General Psychiatry, 62*(6), 590-592. https://doi.org/10.1001/archpsyc.62.6.590

Kessing, L. V., Hansen, H. V., Hvenegaard, A., Christensen, E. M., Dam, H., Gluud, C., ... & Andersen, P. K. (2013). Treatment in a specialized outpatient mood disorder clinic v. standard outpatient treatment in the early course of bipolar disorder: Randomised clinical trial. *The British Journal of Psychiatry, 202*(3), 212-219. https://doi.org/10.1192/bjp.bp.112.113548

McGorry, P. D., Hickie, I. B., Yung, A. R., Pantelis, C., & Jackson, H. J. (2006). Clinical staging of psychiatric disorders: A heuristic framework for choosing earlier, safer and more effective interventions. *Australian & New Zealand Journal of Psychiatry, 40*(8), 616-622. https://doi.org/10.1111/j.1440-1614.2006.01860.x

Perry, A., Tarrier, N., Morriss, R., McCarthy, E., & Limb, K. (1999). Randomised controlled trial of efficacy of teaching patients with bipolar disorder to identify early symptoms of relapse and obtain treatment. *BMJ, 318*(7177), 149-153. https://doi.org/10.1136/bmj.318.7177.149

Scott, J., Colom, F., & Vieta, E. (2007). A meta-analysis of relapse rates with adjunctive psychological therapies compared to usual psychiatric treatment for bipolar disorders. *International Journal of Neuropsychopharmacology, 10*(1), 123-129. https://doi.org/10.1017/S1461145706006909

van der Kolk, B. A. (2014). *El cuerpo lleva la cuenta: Cerebro, mente y cuerpo en la curación del trauma.* Viking.

Weinstock, L. M., & Miller, I. W. (2010). Intervenciones psicosociales para el trastorno bipolar: De la fase aguda a la fase de mantenimiento. *Psychiatric Clinics of North America, 33*(1), 113-133. https://doi.org/10.1016/j.psc.2009.11.004

Capítulo 11: Perspectivas sobre el tratamiento de la depresión

Las perspectivas del tratamiento de la depresión en el contexto de los trastornos bipolares se encuentran en la transición entre la práctica asistencial psiquiátrica consolidada y la terapia individualizada orientada al futuro. En vista de las elevadas tasas de recaída, el control frecuentemente insuficiente de los síntomas con las estrategias convencionales y el gran número de respuestas terapéuticas inadecuadas, la atención a los desarrollos futuros adquiere cada vez más importancia clínica y social. Las perspectivas se caracterizan por una creciente integración de enfoques biológicos, tecnológicos, psicoterapéuticos y sociomédicos. La atención no sólo se centra en los nuevos medicamentos y herramientas digitales, sino también en cuestiones como la accesibilidad, la reducción de la estigmatización, la calidad de vida y la participación de los afectados.

11.1 Integración de marcadores biológicos en el diagnóstico y la planificación terapéutica

Uno de los avances más prometedores es la integración de marcadores biológicos en el diagnóstico y la planificación individualizada del tratamiento. El uso de parámetros genéticos, epigenéticos, neuroendocrinos, inmunológicos y de imagen podría permitir en el futuro identificar de forma más diferenciada los distintos subtipos de depresión bipolar y tomar decisiones terapéuticas personalizadas. Los primeros estudios muestran, por ejemplo, que variantes genéticas en genes del sistema serotoninérgico, perfiles de citoquinas inflamatorias o desregulaciones del eje hipotalámico-hipofisario- adrenocortical se correlacionan con determinadas respuestas al tratamiento o la progresión de la enfermedad.

Los procedimientos de imagen como la resonancia magnética funcional o la PET también podrían servir de base para la toma de decisiones en el futuro, por ejemplo a la hora de seleccionar procedimientos psicoterapéuticos adecuados o predecir recaídas. El reto no estriba únicamente en la validación científica de los marcadores individuales, sino también en su integración práctica en la práctica clínica diaria. Sin embargo, la perspectiva de una psiquiatría predictiva, precisa y personalizada podría superar la actual naturaleza de ensayo y error de muchos tratamientos y mejorar fundamentalmente la experiencia terapéutica de los pacientes.

11.2 Reforzar los conceptos de asistencia participativa y orientada a la recuperación

Además de la diferenciación biológica, los enfoques participativos y orientados a la recuperación se están situando cada vez más en el centro de las futuras estrategias de tratamiento. La salud mental ya no se entiende únicamente como la ausencia de síntomas, sino como un proceso de recuperación individual y social. La perspectiva del enfoque de recuperación hace hincapié en la autodeterminación, el sentido de la vida, la inclusión social y la consecución de objetivos personales a pesar de la persistencia de los síntomas. El objetivo no es principalmente normalizar las funciones psicológicas, sino permitir una vida subjetivamente plena, teniendo en cuenta los valores individuales.

La atención participativa se centra en el diseño conjunto de la terapia por parte de los afectados. Esto se aplica tanto a la elección de los objetivos del tratamiento como a las decisiones sobre las medidas terapéuticas, la gestión de las crisis y la organización de la vida cotidiana. Los modelos de apoyo entre iguales, en los que personas con su propia enfermedad mental acompañan a otros enfermos, cobran cada vez más importancia en este contexto. No sólo fomentan el empoderamiento y la autoeficacia, sino que también reducen las barreras entre la experiencia profesional y la vivida.

La asistencia orientada al futuro tendrá que basarse en modelos multiprofesionales, conectados en red y orientados al mundo de la vida en los que se integre el apoyo médico, psicosocial y social. Esta evolución implica un cambio en los modelos clínicos, una mayor implicación de los familiares, la sensibilización de las estructuras sociales y una clara priorización política en el ámbito de la salud mental.

11.3 Ética, protección de datos y responsabilidad social en la psiquiatría digitalizada.

La creciente digitalización de los servicios psiquiátricos también plantea nuevos retos éticos, jurídicos y sociopolíticos. La disponibilidad y el tratamiento de datos sanitarios sensibles en aplicaciones digitales, herramientas de diagnóstico apoyadas en la IA y terapias basadas en internet plantean cuestiones sobre protección de datos, consentimiento, transparencia y control. Al mismo tiempo, se abren nuevas oportunidades para acceso no discriminatorio, atención de bajo umbral y servicios personalizados.

Por tanto, el tratamiento de la depresión orientado al futuro no sólo debe ocuparse de las innovaciones tecnológicas, sino también de su arraigo social. ¿Cómo pueden diseñarse los algoritmos de manera que apoyen los procesos de toma de decisiones de forma comprensible y no generen evaluaciones de riesgo poco transparentes? ¿Cómo puede preservarse la autonomía de los enfermos mentales si las decisiones se toman cada vez más a partir de datos? ¿Qué servicios digitales son útiles y cuáles pueden reforzar la vigilancia, la normalización o nuevas formas de autooptimización?

Estas preguntas sólo pueden responderse sobre una base interdisciplinaria. Se necesitan perspectivas no sólo psicológicas, sino también filosóficas, sociológicas, jurídicas y políticas para configurar activamente el desarrollo de un tratamiento de la depresión con apoyo digital, pero éticamente sólido y socialmente justo. La transformación digital no debe verse como un reto puramente tecnológico, sino que debe entenderse en toda su complejidad como un espacio de diseño social.

11.4 Desigualdad global y retos de la oferta internacional

El panorama mundial del tratamiento de la depresión muestra una distribución marcadamente desigual de los recursos, las capacidades asistenciales y la investigación. Mientras que en los países altamente industrializados disponen de modelos de tratamiento cada vez más complejos y apoyados tecnológicamente, en muchas regiones del mundo faltan infraestructuras psiquiátricas básicas. La mayoría de las personas con trastornos afectivos en todo el mundo no reciben un tratamiento adecuado. Las causas van desde la pobreza económica y la violencia estructural hasta los tabúes culturales y la grave escasez de personal especializado.

Por tanto, el futuro del tratamiento de la depresión debe abordar también cuestiones globales de justicia. ¿Cómo puede garantizarse una atención justa, culturalmente sensible y adecuada a los recursos también en las regiones rurales, desatendidas o en crisis? ¿Qué papel pueden desempeñar los servicios de telemedicina, los equipos móviles de ayuda o la cooperación internacional? ¿Y cómo evitar que los métodos modernos de tratamiento contribuyan a profundizar las desigualdades sociales existentes?

La respuesta a estas preguntas determinará si los avances en el tratamiento de la depresión beneficiarán a todos, o si conducirán a la expansión de una medicina de dos niveles. Una estrategia mundial de salud mental requiere, por tanto, una economía sanitaria solidaria, una perspectiva de investigación transcultural y la obligación ética de tomarse en serio el sufrimiento de los enfermos mentales de todo el mundo y aliviarlo eficazmente.

11.5 Bibliografía (Capítulo 11)

Bauer, M., Glenn, T., Alda, M., Andreassen, O. A., Angelopoulos, E., Ardau, R., ... & Whybrow, P. C. (2019). Asociación entre la luz solar y la edad de inicio del trastorno bipolar: Un estudio internacional multisitio. *Journal of Affective Disorders, 250*, 270-273. https://doi.org/10.1016/j.jad.2019.03.002

Beauchamp, T. L., & Childress, J. F. (2019). *Principios de ética biomédica* (8ª ed.). Oxford University Press.

Davis, K., Stremikis, K., Squires, D., & Schoen, C. (2014). Mirror, mirror on the wall: How the performance of the US health care system comparisons internationally. *Informe del Commonwealth Fund.* https://doi.org/10.15868/socialsector.25002

Insel, T. R. (2014). El Proyecto de Criterios de Dominio de Investigación (RDoC) del NIMH: Medicina de precisión para la psiquiatría. *American Journal of Psychiatry, 171*(4), 395-397. https://doi.org/10.1176/appi.ajp.2014.14020138

Javed, A., y Herrman, H. (2017). Servicios orientados a la recuperación para personas que viven con enfermedades mentales graves en países de ingresos bajos y medios. *Current Opinion in Psychiatry, 30*(4), 300-307. https://doi.org/10.1097/YCO.0000000000000351

McGorry, P. D., y Nelson, B. (2016). Por qué necesitamos un modelo de estadificación transdiagnóstico para la intervención temprana en trastornos mentales emergentes. *The Lancet Psychiatry, 3*(6), 483-494. https://doi.org/10.1016/S2215-0366(16)00091-0

Murray, C. J. L., y López, A. D. (Eds.). (1996). *The global burden of disease: A comprehensive assessment of mortality and disability from diseases, injuries, and risk factors in 1990 and projected to 2020.* Harvard University Press.

Naslund, J. A., Aschbrenner, K. A., Araya, R., Marsch, L. A., Unützer, J., Patel, V., & Bartels, S. J. (2017). Tecnología digital para el tratamiento y prevención de trastornos mentales en países de ingresos bajos y medios: Una revisión narrativa de la literatura. *The Lancet Psychiatry, 4*(6), 486-500. https://doi.org/10.1016/S2215-0366(17)30096-2

Rose, N. (2019). *Nuestro futuro psiquiátrico: La política de la salud mental*. Polity Press.

Thornicroft, G., Deb, T. y Henderson, C. (2016). Atención de salud mental comunitaria en todo el mundo: Situación actual y evolución futura. *World Psychiatry, 15*(3), 276-286. https://doi.org/10.1002/wps.20349

van Os, J., y Guloksuz, S. (2017). Una crítica del paradigma de 'ultra alto riesgo' y 'transición'. *World Psychiatry, 16*(2), 200-206. https://doi.org/10.1002/wps.20423

Capítulo 12: Investigación y retos metodológicos

La investigación científica sobre los trastornos bipolares y, en particular, sobre los episodios depresivos dentro de este espectro de formas, ha avanzado considerablemente en las últimas décadas. Sin embargo, aún existen considerables retos metodológicos, conceptuales y prácticos que dificultan la obtención de resultados fiables. La complejidad de los síntomas, la dinámica heterogénea del curso, la elevada tasa de comorbilidad y las limitaciones éticas y prácticas de la investigación con grupos de pacientes vulnerables requieren enfoques metodológicos diferenciados y nuevas estrategias de investigación interdisciplinarias.

12.1 Heterogeneidad de los síntomas y diagnósticos

Un problema central y aún no resuelto en la investigación científica de la depresión bipolar es su pronunciada **heterogeneidad clínica**, que se refleja tanto interindividualmente -es decir, entre distintos pacientes- como intraindividualmente, en el curso de un caso individual de enfermedad. Esta heterogeneidad afecta no sólo al espectro de síntomas, sino también a su cronología, gravedad, patrones de respuesta al tratamiento y correlatos neurobiológicos y psicosociales. Los intentos de traducir esta enorme variabilidad en categorías diagnósticas estandarizadas conducen inevitablemente a simplificaciones e imprecisiones, que a su vez repercuten negativamente en la validez y comparabilidad de los estudios clínicos.

Dentro del diagnóstico de "depresión bipolar", existen numerosos **subgrupos fenotípicos** que difieren significativamente en cuanto a síntomas, curso, probabilidad de recaída, comorbilidades, capacidad de respuesta al tratamiento y efectos psicosociales. Entre estos subgrupos se incluyen, por ejemplo, los **estados mixtos** en los que se dan simultáneamente síntomas depresivos y maníacos, un estado que suele caracterizarse por inquietud interior, irritabilidad, insomnio y mayor riesgo de suicidio. Esta constelación está insuficientemente registrada en los sistemas de clasificación clásicos, como el DSM-5 y la CIE-11, y es difícil de operacionalizar, ya que el registro simultáneo de síntomas afectivamente opuestos va más allá de la lógica dicotómica de los sistemas de diagnóstico tradicionales.

Otro ejemplo es **la depresión atípica** en un contexto bipolar, que se caracteriza por síntomas como hipersomnia, aumento del apetito, aumento de la irritabilidad y marcada sensibilidad interpersonal. Esta manifestación también está infrarrepresentada en los instrumentos de encuesta estandarizados, aunque se observa con frecuencia en la práctica. Además, existen **fases subsindromáticas** en las que los síntomas no cumplen los criterios de un episodio completo, pero que, sin embargo, pueden provocar un deterioro funcional considerable. Estas fases subsindrómicas en particular tienen una importancia fundamental en la asistencia a largo plazo, pero rara vez se investigan como condiciones independientes en los estudios. Por último, el **fenómeno de los ciclos rápidos**, es decir, la aparición de cuatro o más episodios afectivos al año, es una expresión más de la variabilidad clínica que no se tiene suficientemente en cuenta en muchos estudios.

Esta **confusión** estructural **en la clasificación** tiene consecuencias de gran alcance para la investigación. Aunque los sistemas de clasificación actuales proporcionan un marco necesario para estructurar los diagnósticos clínicos, sólo captan una parte de la complejidad real. Siguen una lógica categórica que clasifica a los pacientes en distintas entidades patológicas. Sin embargo, en la realidad, los síntomas depresivos, maníacos, mixtos y esquizoafectivos a menudo se solapan, lo que cuestiona la validez de los diagnósticos categóricos. La consiguiente **falta de homogeneidad de las cohortes de estudio** limita la generalizabilidad de los resultados de los estudios clínicos. Esto significa que los hallazgos obtenidos bajo condiciones estrictamente controladas en grupos seleccionados de sujetos de prueba sólo pueden transferirse a la compleja realidad asistencial hasta cierto punto.

Para abordar este problema, las iniciativas de investigación recientes han adoptado un **enfoque dimensional** que describe el espectro de las funciones mentales no principalmente sobre la base de categorías diagnósticas, sino sobre la base de dimensiones funcionales. Un ejemplo destacado es el **Research Domain Criteria Project (RDoC) del National Institute of Mental Health (NIMH**) de Estados Unidos. Este proyecto trata de identificar los trastornos mentales a partir de sistemas funcionales neurobiológicos, cognitivos, emocionales y conductuales, como el procesamiento de la recompensa, la regulación de las emociones, el control de la atención o la interacción social. El supuesto que subyace a este cambio de paradigma es que los trastornos mentales no son entidades claramente separadas, sino superposiciones y desviaciones en sistemas funcionales universales que están presentes de distintas formas en cada persona.

La aplicación de este enfoque en la investigación de la depresión bipolar promete diagnósticos más diferenciados e individualizados, una subtipificación más precisa de la enfermedad e intervenciones terapéuticas más específicas a largo plazo. Sin embargo, se enfrenta a retos metodológicos considerables. Por un lado, requiere **diseños de estudio complejos** que puedan captar simultáneamente múltiples niveles, desde la genética y la neuroimagen hasta la observación del comportamiento. En segundo lugar, requiere **nuevos métodos de medición** que operacionalicen de forma fiable y válida las dimensiones funcionales. Además, es necesario **un alto nivel de integración de datos** para correlacionar y evaluar de forma significativa distintas fuentes de datos, como marcadores biológicos, pruebas psicológicas, datos digitales sobre el comportamiento o análisis de redes sociales.

Esta reorientación paradigmática también plantea cuestiones éticas, técnicas e infraestructurales: ¿Cómo conciliar los requisitos de protección de datos con la necesidad de una amplia recopilación de datos longitudinales? ¿Cómo puede trasladarse un sistema dimensional a la práctica clínica, que actualmente se basa en diagnósticos categóricos para la facturación, la planificación y la comunicación? ¿Y cómo pueden diseñarse las investigaciones para incluir adecuadamente a las poblaciones desatendidas, vulnerables o de difícil acceso?

A pesar de estos retos, el avance hacia una **visión multidimensional, basada en la neurobiología y diferenciada individualmente** de la depresión bipolar es un camino prometedor. Tiene en cuenta la heterogeneidad real de la enfermedad, promueve el desarrollo de enfoques terapéuticos personalizados y permite una identificación más precisa de los subgrupos terapéuticamente relevantes. A largo plazo, esta perspectiva de investigación podría contribuir a salvar la distancia entre la realidad clínica y las pruebas científicas, en favor de una psiquiatría que no sólo clasifique, sino que también comprenda.

12.2 Limitaciones metodológicas de los estudios clínicos

Los estudios clínicos sobre la depresión bipolar están sujetos a numerosas limitaciones metodológicas. La mayoría de los ensayos controlados aleatorizados reclutan grupos selectivos de pacientes que están muy restringidos en cuanto a edad, comorbilidades, gravedad de la enfermedad o medicación. Esto da lugar a una discrepancia entre las poblaciones de estudio y la atención clínica real. Además, faltan estudios a largo plazo con un diseño ecológicamente válido que registren la evolución de las recaídas, los resultados funcionales o la calidad de vida a lo largo de varios años.

La definición de los criterios de éxito también es problemática: la reducción de las puntuaciones de depresión dice poco sobre el bienestar subjetivo, la integración psicosocial o la rehabilitación ocupacional. Por lo tanto, es necesaria una mayor integración de los métodos cualitativos, los resultados comunicados por los pacientes (PRO) y los conceptos de investigación participativa para aumentar la relevancia y la importancia de los resultados empíricos.

12.3 Retos en la investigación de neuro y biomarcadores

La búsqueda de **marcadores biológicos** fiables para la depresión bipolar es uno de los principales retos, aún sin resolver, de la investigación psiquiátrica moderna. El objetivo de esta búsqueda es identificar biomarcadores objetivos, reproducibles y clínicamente utilizables que **permitan un diagnóstico precoz y diferenciado**, un **pronóstico fiable del curso de la enfermedad**, la **evaluación de los riesgos individuales de recaída** y una **decisión terapéutica más precisa y personalizada**. El deseo de contar con tales marcadores no sólo tiene una motivación teórica, sino que surge de una necesidad clínica urgente: los diagnósticos actuales se basan principalmente en evaluaciones subjetivas de los síntomas y en entrevistas clínicas, lo que favorece tanto los diagnósticos erróneos como el subregistro de procesos afectivos complejos.

Sin embargo, a pesar de décadas de esfuerzos de investigación, aún no ha sido posible identificar **biomarcadores fiables** que puedan utilizarse en la práctica clínica. Este aleccionador resultado se debe a varios factores. El primero y más importante es la **gran variabilidad intraindividual de los estados afectivos**. Los síntomas de la depresión bipolar no sólo varían de una persona a otra, sino que también fluctúan enormemente dentro de un mismo individuo curso de la enfermedad. Esta plasticidad afectiva dificulta la identificación de correlatos biológicos estables, ya que los marcadores que pueden identificarse en un determinado estado (depresivo, eutímico, maníaco) no pueden transferirse necesariamente a otros estados. Por lo tanto, son firmas menos estables que los marcadores de estados dinámicos, cuya interpretación depende del momento de la recogida.

A esto se añade la **influencia de factores externos** que pueden distorsionar o anular las señales biológicas. Entre ellos se encuentran **el estrés psicosocial**, que puede tener un profundo impacto en el perfil endocrino e inmunológico, la **ingesta de**

medicamentos, que modula los procesos neuroquímicos, y el **consumo de sustancias**, que influye en los marcadores biológicos tanto a corto como a largo plazo. También influyen las enfermedades crónicas concomitantes, la falta de ejercicio, los trastornos del sueño y la dieta, factores que pueden normalizarse teóricamente en estudios controlados, pero que difícilmente pueden controlarse de manera uniforme en la realidad clínica. La gran **dependencia del contexto de las señales biológicas** plantea, por tanto, un grave problema metodológico que limita seriamente la interpretación y generalización de los hallazgos científicos.

También hay obstáculos considerables **a nivel técnico.** Por ejemplo, la recogida de muestras biológicas pertinentes -como líquido cefalorraquídeo, tejido cerebral o marcadores epigenéticos circulantes- es difícil desde el punto de vista ético y práctico. A menudo, los procedimientos invasivos sólo se justifican en casos excepcionales en pacientes psiquiátricos, y los datos obtenidos de forma periférica (, de sangre o saliva) sólo reflejan de forma limitada los procesos neurobiológicos centrales. Además, la reproducibilidad de muchos estudios es limitada: Numerosas publicaciones contienen pruebas asociativas procedentes de **análisis de expresión génica, estudios de imagen** o **perfiles neuroendocrinos** que, sin embargo, no han podido reproducirse en muestras independientes o sólo parcialmente. A menudo falta suficiente **especificidad** -es decir, la capacidad de diferenciar entre distintos trastornos psiquiátricos- y **sensibilidad**, es decir, la tasa de detección de personas realmente enfermas.

Un problema metodológico central reside en la falta de **integración de los distintos niveles de datos**. La información genética, los patrones epigenéticos, las imágenes funcionales, los datos conductuales y los parámetros clínicos se investigan a menudo de forma aislada, aunque es precisamente su **interdependencia** lo que parece relevante para la fisiopatología de los trastornos bipolares. Esta separación conduce a hallazgos fragmentarios que no dan lugar a un modelo etiológico coherente ni a una estrategia diagnóstica clara. Sería necesario un **enfoque multidimensional** que vincule sistemáticamente y analice dinámicamente los datos biológicos, psicológicos y sociales. Hasta ahora, estos "modelos integradores" existen principalmente como marcos conceptuales, pero no como aplicaciones prácticas.

En este contexto, **los enfoques de investigación interdisciplinarios** parecen ser la perspectiva más prometedora para el futuro. Los proyectos que combinan conocimientos psiquiátricos, neurobiológicos, informáticos, matemáticos y epidemiológicos podrían ayudar a comprender mejor la enorme complejidad de los trastornos afectivos. El uso de **métodos de big data** , por ejemplo mediante el análisis de grandes cohortes de datos recogidos longitudinalmente, abre la posibilidad de identificar patrones y correlaciones ocultos que permanecen ocultos en estudios más pequeños. **El aprendizaje automático** y la **inteligencia artificial** ofrecen herramientas para calcular interacciones no lineales, dinámicas temporales y modelos de predicción complejos que no son reconocibles para el ojo humano. Los estudios piloto iniciales muestran que los algoritmos son capaces de hacer predicciones sobre la progresión de la enfermedad basándose en análisis de texto, parámetros del habla, patrones de movimiento o datos de imágenes multimodales; sin embargo, aún deben validarse en muestras independientes y realistas.

Otra forma de avanzar es el desarrollo de **redes de datos abiertas**. Iniciativas internacionales de investigación como el consorcio ENIGMA, el Proyecto Conectoma Humano o el Consorcio de Genómica Psiquiátrica recopilan enormes cantidades de datos neurobiológicos y genéticos a los que puede accederse públicamente de forma estructurada y normalizada. Estos conjuntos de datos no sólo permiten metaanálisis y estudios de replicación, sino también el desarrollo de modelos generalizables basados en muchos miles de casos individuales. Sin embargo, el requisito previo para ello es un **discurso científico abierto** basado en la transparencia, la accesibilidad de los datos y la estandarización metodológica, principios que aún no están universalmente establecidos en la investigación clínica.

En resumen, puede decirse que la búsqueda de biomarcadores fiables para la depresión bipolar es una empresa multidisciplinar muy compleja que aún no ha dado ningún resultado clínicamente útil, pero que encierra un inmenso potencial . El camino hacia una comprensión biológica coherente, fiable y practicable de los trastornos afectivos no pasa por marcadores individuales o hallazgos aislados, sino por la integración de fuentes de datos múltiples, dinámicas y sensibles al contexto. El uso de las tecnologías de análisis más avanzadas, combinado con una comprensión holística y sistémica de la enfermedad, podría allanar el camino hacia **una psiquiatría personalizada de base biológica** a medio y largo plazo, en la que el diagnóstico, el pronóstico y la terapia sean posibles a partir de marcadores objetivos sin marginar la experiencia subjetiva del enfermo.

12.4 Traducción y aplicación de terapias innovadoras

Muchos enfoques terapéuticos prometedores -como la ketamina, las intervenciones digitales o las psicoterapias personalizadas- permanecen mucho tiempo en estudios experimentales sin trasladarse a la atención estándar. Las razones no son solo los obstáculos normativos y económicos, sino también la falta de investigación sanitaria, la formación insuficiente de los profesionales, la falta de infraestructuras o las reservas ante los nuevos paradigmas terapéuticos.

La investigación traslacional se enfrenta a la tarea de trasladar las innovaciones clínicas a la práctica asistencial de un modo basado en pruebas, práctico y centrado en el paciente. Para ello, no sólo es necesario demostrar su eficacia en condiciones ideales, sino también realizar estudios de viabilidad, aceptación, relación coste-beneficio y estabilidad a largo plazo en diversos contextos sanitarios. Por ello, la investigación de los servicios sanitarios, el seguimiento de la atención en y los estudios de implantación de modelos están adquiriendo una importancia estratégica cada vez mayor.

12.5 Responsabilidad ética y cultura de investigación participativa

La investigación psiquiátrica siempre se encuentra entre los intereses del conocimiento y la protección de los grupos vulnerables. Las personas con depresión bipolar, en particular, corren un mayor riesgo de estrés, estigmatización y exposición involuntaria. Esto da lugar a una responsabilidad ética especial en la planificación de los estudios, los procesos de consentimiento, la protección de datos y la comunicación de los resultados.

Al mismo tiempo, muchas voces reclaman una apertura de la cultura investigadora hacia modelos participativos en los que los afectados no sean meros objetos, sino sujetos activos del proceso de investigación. La coinvestigación, la evaluación entre iguales y la elaboración conjunta de preguntas de investigación pueden contribuir a mejorar notablemente la pertinencia, la calidad y la ética de los estudios psiquiátricos.

Por ello, la investigación futura sobre la depresión bipolar no sólo debe ser excelente desde el punto de vista metodológico, sino también dialogante, interdisciplinar y social. Sólo así podrá cumplir su doble cometido de contribuir al conocimiento científico y mejorar la vida de los afectados.

12.6 Bibliografía (Capítulo 12)

Almeida, J. R. C., & Phillips, M. L. (2013). Distinguiendo entre depresión unipolar y depresión bipolar: Perspectivas clínicas y de neuroimagen actuales y futuras. *Biological Psychiatry, 73*(2), 111-118. https://doi.org/10.1016/j.biopsych.2012.06.010

Beauchamp, T. L., & Childress, J. F. (2019). *Principios de ética biomédica* (8ª ed.). Oxford University Press.

Belmaker, R. H. (2004). Bipolar disorder (Trastorno bipolar). *New England Journal of Medicine, 351*(5), 476-486. https://doi.org/10.1056/NEJMra035354

Carvalho, A. F., Firth, J., Vieta, E., & Young, A. H. (2020). El futuro de la medicina de precisión en psiquiatría: Una revisión de los estudios clínicos. *The Lancet Psychiatry, 7*(2), 100-112. https://doi.org/10.1016/S2215-0366(19)30320-9

Collins, P. Y., Patel, V., Joestl, S. S., March, D., Insel, T. R., Daar, A. S., ... & Stein, D. J. (2011). Grandes retos en salud mental global. *Nature, 475*(7354), 27-30. https://doi.org/10.1038/475027a

Insel, T. R. (2014). El Proyecto de Criterios de Dominio de Investigación (RDoC) del NIMH: Medicina de precisión para la psiquiatría. *American Journal of Psychiatry, 171*(4), 395-397. https://doi.org/10.1176/appi.ajp.2014.14020138

Kapur, S., Phillips, A. G., & Insel, T. R. (2012). Por qué la psiquiatría biológica ha tardado tanto en desarrollar pruebas clínicas y qué hacer al respecto? *Molecular Psychiatry, 17*(12), 1174-1179. https://doi.org/10.1038/mp.2012.105

Kendler, K. S. (2016). La fenomenología de la depresión mayor y la representatividad y naturaleza de los criterios DSM. *American Journal of Psychiatry, 173*(8), 771-780. https://doi.org/10.1176/appi.ajp.2016.15121509

McGorry, P. D., & van Os, J. (2013). Redeeming diagnosis in psychiatry: timing versus specificity. *The Lancet, 381*(9863), 343-345. https://doi.org/10.1016/S0140-6736(13)60157-4

Wykes, T., Haro, J. M., Belli, S. R., Obradors-Tarragó, C., Arango, C., Ayuso-Mateos, J. L., ... & Thornicroft, G. (2015). Prioridades de investigación en salud mental para Europa. *The*

Lancet Psychiatry, 2(11), 1036-1042. https://doi.org/10.1016/S2215-0366(15)00332-6

13 Conclusión y observaciones finales

El tratamiento del trastorno bipolar, y en particular de sus manifestaciones depresivas, conduce inevitablemente a una doble adquisición de conocimientos: por una parte, una comprensión más profunda de la complejidad de las enfermedades mentales y, por otra, un mayor respeto por la capacidad de resistencia y adaptación de la experiencia humana. A pesar de las considerables cargas que pueden acompañar a esta enfermedad, la experiencia clínica y la investigación científica demuestran que la remisión estable, el desarrollo personal y la participación social son posibles.

Los avances logrados en los últimos años -ya sea en el ámbito de la medicación innovadora, los nuevos procedimientos psicoterapéuticos, las ayudas digitales o los conceptos de asistencia participativa- muestran claramente que la visión del trastorno bipolar es cada vez más diferenciada, empática y orientada al futuro. La perspectiva está cambiando de una comprensión de la enfermedad orientada al déficit a otra orientada a los recursos, en la que no sólo se ven los síntomas sino también los puntos fuertes, no sólo los riesgos sino también los potenciales.

La creciente participación de los propios afectados en el diagnóstico, la terapia y la investigación es especialmente alentadora. Ya no son meros objetos de intervención médica, sino expertos en sus propias vidas. Sus experiencias, sus estrategias de autocuidado y sus formas de afrontar la enfermedad contribuyen significativamente a que los enfoques terapéuticos sean más humanos, eficaces y sostenibles.

Aunque quedan muchos retos por delante -desde la equidad global en la atención hasta los diagnósticos basados en biomarcadores, aún incompletos, y la desestigmatización social-, el camino que conduce a un futuro médicamente sólido, socialmente justo y personalmente alentador es reconocible. Los trastornos bipolares no desaparecerán, pero la forma de tratarlos puede cambiar radicalmente: del miedo, la marginación y la impotencia, a la comprensión, el apoyo y la capacitación.

Este libro se considera una contribución a esa evolución. No sólo pretende informar, sino también estimular la reflexión, fomentar el diálogo y motivar el cambio. Se dirige a todos aquellos que se enfrentan al tema en la investigación, la práctica, el papel de los familiares o la autoconciencia - y también se dirige a una sociedad que está dispuesta a reconocer las enfermedades mentales ya no como fenómenos marginales, sino como retos centrales de nuestra existencia humana.

El futuro del tratamiento de la depresión en el trastorno bipolar no está en las respuestas simples, sino en la búsqueda conjunta, sincera e interdisciplinaria de soluciones. La esperanza no es un sentimiento sentimental, sino una actitud basada en la realización, la relación y la acción. En este sentido, cada mejora en el tratamiento de esta enfermedad es un paso hacia más humanidad: en la medicina, en la vida cotidiana y en nosotros mismos.